カラー写真で学ぶ

子どもの看護技術

伊藤 龍子 編著

医歯薬出版株式会社

編 集

伊藤 龍子 (いとう りゅうこ)		独立行政法人 国立成育医療研究センター研究所　成育政策科学研究部　研究員

執 筆

押切 美佳 (おしきり みか)		独立行政法人 国立成育医療研究センター病院　副看護師長
伊藤 龍子 (いとう りゅうこ)		編集に同じ
伊原 仁子 (いはら きみこ)		独立行政法人 国立成育医療研究センター病院　看護師
遠藤 数江 (えんどう かずえ)		国立看護大学校 成育看護学小児看護学　准教授
関水 越嫁 (せきみず えつか)		独立行政法人 国立病院機構名古屋医療センター　看護師
原口 昌宏 (はらぐち まさひろ)		独立行政法人 国立成育医療研究センター病院　看護師
三浦 貴子 (みうら たかこ)		独立行政法人 国立成育医療研究センター病院　看護師

This book was originally published in Japanese
under the title of :

KARĀSHASHIN-DE MANABU KODOMO-NO KANGOGIJUTSU
(Child Nursing Skill : A Full-color Photo Guide)

ITO, Ryuko
　Researcher, National Research Institute for Child Health and Development

ⓒ 2012　1st ed.

ISHIYAKU PUBLISHERS, INC.
　7-10, Honkomagome 1 chome, Bunkyo-ku,
　Tokyo 113-8612, Japan

はじめに

　わが国の医療財政が悪化の一途を辿る現代において，2003年に導入されたDiagnosis Procedure Combination：DPCが当たり前のように評価されるようになりました．そして，2012年にはDPC対象病院は1,505施設となり，導入当初の82施設から大幅に膨れ上がりました．昨今，医療費の定額支払い制度を実践していくためには，医療従事者は誰もが均質な医療を提供できなければなりません．看護においても，看護業務を誰が実践しても違いがないように努力しなければならず，その努力を支える手段として業務を手順化することもその一助です．しかし，看護手順もDPC導入前から各施設において用意されていたものの，その多くは文字ばかりでしたし，物品の名称を覚えるまでの場合や，もしも名称が変更になった場合などには役に立たないことが少なくありませんでした．

　そこで本書は，カラー写真により物品や手順を可視化してわかりやすいように配慮し，新人看護師や勤務異動となった看護師，また初めて子どもに看護技術を提供する場面などにおいて活用できる体裁を目指して発刊しました．さらに，看護技術を実践するにあたり，通常のテキストや看護手順には記載されていない注意事項やコラムを通して，効果的に実践できるためのコツを網羅しております．それは，小児医療の現場で実践した経験豊かな看護師にしか気付くことがないポイントであり，これからコツを覚えていく途上にある方々には非常に便利で，拠り所となる一冊だと思います．内容は，Chapter1「基本的技術」，Chapter2「検査と処置の技術」，Chapter3「治療処置の技術」，そしてChapter4「日常生活援助技術」と大きく四つの種類に分類し，小児医療の本質を説くAppendixを加えています．ぜひ小児看護学実習に臨む看護学生にも多いに活用していただき，看護実践への興味を覚えていただけたら嬉しく思います．

　繰り返しますが，前述のDPC評価を適切に行うためには，患者様の在院日数管理などが課せられており，クリティカルパスの導入や入退院業務の円滑化，術前検査の外来化，看護実践のスタンダードプランはもとより退院支援計画立案など，看護部門および看護師一人ひとりに多くの課題が与えられています．現状では，クリティカルパスにのっとって入退院が滞ることなく医療を提供できなければならず，医療従事者の責任は重大です．いわんやその責任の重さに押し潰されることがないよう，少しでも現場のストレスが緩和されますよう本書を活用していただき，看護実践の醍醐味と喜びを体得していただけたら幸いに存じます．最後に，本書の発刊にあたりましてご協力いただきました優秀な執筆者ら，刊行にご尽力いただきました医歯薬出版編集部の皆さま．私たちを応援し，励ましてもらいました家族にも愛を込めて心より感謝申し上げます．

2012年8月　伊藤龍子

Contents

Chapter 1 … 基本的技術　　1
（導入文・1・3・6：遠藤数江，2・4・5：伊原仁子）

1　バイタルサイン測定　　2
2　乳児の身体測　　8
　COLUMN ● その他の測定方法　　11
3　経口与薬（水薬，散剤と服薬補助ゼリー）　　14
4　末梢点滴刺入固定（成育方式）　　18
5　乳児の抱き方　　22
6　おむつ交換　　25

Chapter 2 … 検査と処置の技術　　29
（導入文：伊藤龍子，1・2・4・5・8：押切美佳，3・6・7：原口昌宏）

1　血液検査　　30
2　糞尿検査　　36
3　画像検査　　40
　COLUMN ● MRI室での酸素ボンベ持ち込みによる事故に注意！　　44
4　腰椎穿刺（ルンバール）　　45
　COLUMN ● 髄液採取の禁忌　　46
　COLUMN ● クエッケンシュテット試験　　47
5　骨髄穿刺（マルク）　　49
6　心電図検査　　52
　COLUMN ● 心電図室の様子　　54
　COLUMN ● 安静を保つためのかかわり　　56

7 超音波検査		57
COLUMN ● 注意すべき鎮静内服薬		60
8 肝・腎生検		61

Chapter 3 … 治療処置の技術　　63
（導入文・1・4～7：三浦貴子，3：原口昌宏，2・8：押切美佳）

1 導　尿		64
COLUMN ● カテーテルのサイズ		65
2 輸　血		68
3 酸素療法		71
4 浣　腸		77
COLUMN ● 浣腸液の量とカテーテルのサイズ		77
COLUMN ● カテーテル挿入位置の目安		78
5 胸腔穿刺		80
COLUMN ● 胸腔ドレーン挿入中の観察ポイント		82
6 腹腔穿刺		83
COLUMN ● 腹腔ドレーン挿入中の観察ポイント		85
7 皮内・筋肉注射		86
COLUMN ● 注射針の選択		86
COLUMN ● 注射部位の選択		89
8 外用薬		90

Chapter 4 … 日常生活援助技術　　95

（導入文・5〜9：押切美佳, 1〜4・10・11：関水越嫁）

1	プレパレーション	96
	COLUMN ● インフォームド・コンセントとアセント	96
2	食　事	102
3	遊　び	106
4	入院中の学習	108
5	身体清潔	110
	COLUMN ● バスマットに寝かせて全身を洗う方法	116
6	排　泄	123
7	睡　眠	126
8	経管栄養	128
9	冷罨法・温罨法	134
	COLUMN ● 温罨法の効果	136
10	安楽な体位	139
11	環境の整備	142

Appendix … 小児看護における細やかな配慮　　144

（伊藤龍子）

Chapter 1

基本的技術

　本章では，小児看護における基本的技術として，バイタルサイン測定と乳児の身体測定，子どもの健康状態をアセスメントする際に必要な技術，抱っこやおむつ交換などの日常生活援助に必要となる技術を紹介する．

　子どもは，とくに処置を伴わない援助においても，見慣れない器具を目にすることなどにより，何をされるかわからない恐怖から抵抗したり泣き出したりすることがある．そのため，理解度に応じた説明を行い，実施中は遊びを取り入れたり，気を紛らわしたりしながら短時間で行う必要がある．

　また，援助の際に子どもがベッドから転落するなどの危険を常に考慮しなければならない．子どもの安全を守るため，援助時に起こりやすい危険なことを予測し，それらを予防できるように準備し，技術の実施中だけでなく，実施前と実施後にも子どもから目を離さないように観察し，安全を確保することが必要である．

　以上のことに留意し，子どもがリラックスした状態で援助を受けられる看護技術を学んでいただきたい．

Chapter 1 基本的技術

1 バイタルサイン測定

　バイタルサインは，疾患の診断や経過の観察，身体の異状の早期発見などを目的に測定する．通常バイタルサイン測定では，呼吸，脈拍または心拍，体温，血圧を測定する．また，衣服の前を広げたり，脱がせたりする機会を利用して，子どもの全身を観察するとよい．

　子どもは身体生理学的に変化しやすいうえ，それを言葉で的確に表現することができない．看護師には，子どもの訴えを聞きつつ，子どもの全身状態を客観的に把握できる能力が必要となる．正確にバイタルサインを測定するためには，子どもの発達段階に合わせた測定方法や測定順序を考え実施することが大切である．一般に，呼吸，心拍，体温，血圧の順に，子どもの身体に触れることが少ない順番で測定を行う．

　乳児や幼児前期の子どもは，測定中動かずにいることが難しい．おもちゃや絵本などを使ってあやしながら測定するなどの工夫が必要である．

必要物品

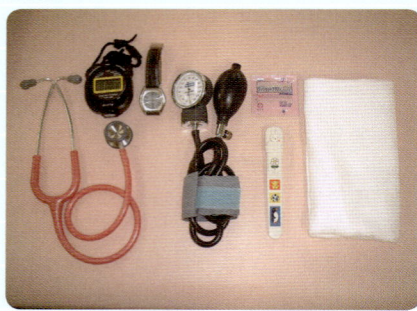

- 小児用聴診器
- ストップウォッチ
  または，秒針つきの時計
- 体温計
- アネロイド血圧計
- アルコール綿
- タオル

※必要に応じて，おもちゃ，絵本を準備する．

具体的な手順

準 備

❶ 子どもがバイタルサインの測定に適した状態かを確認する．
　食事，激しい体動，啼泣，入浴などの直後は測定を避ける．

❷ 必要物品が使用できる状態かを確認してからベッドサイドに持参する．

❸ 子どもに説明する．測定器具を見せて触らせながら行うと，子どもは理解しやすい．

呼吸測定

❶ 呼吸測定は，視診，触診，聴診により行う．

❷ 子どもの胸部が観察しやすいように衣服を広げる．肌の露出は最小限にする．

❸ 視診によって腹部や胸腹部の上下運動を観察し，呼吸数を1分間数える．同時に，呼吸の深さ，リズム，努力呼吸の有無などの呼吸状態，表情や口唇色を観察する．

❹ 視診で呼吸数が数えにくい場合は，触診によって数える．手を腹部に軽くあて上下運動を数える．

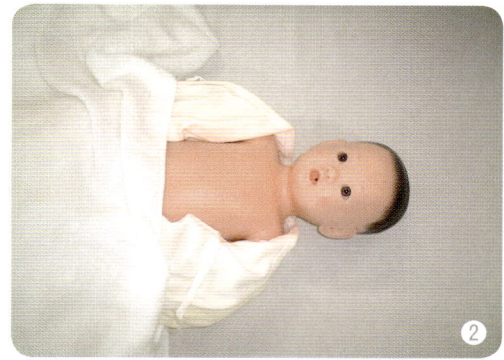

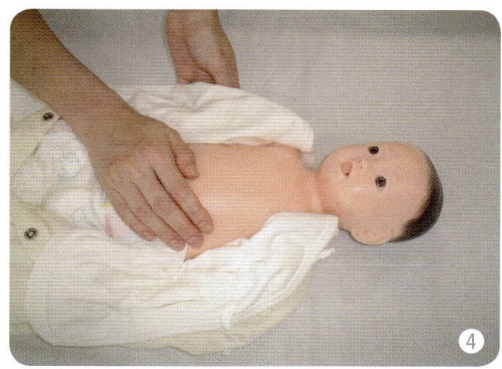

❺ 左右対称に胸部と背部から呼吸音を聴診する．

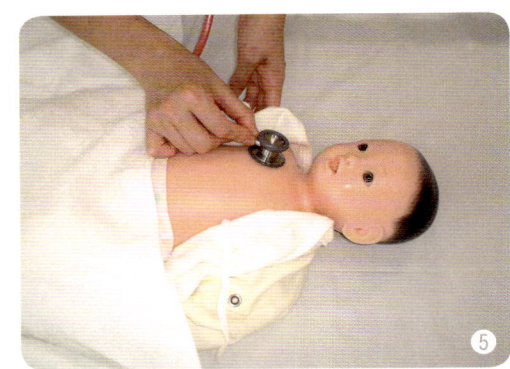

注意事項
・子どもは発達の段階によって呼吸法が変化する．乳児は腹式呼吸，幼児は胸腹式呼吸，学童では胸式呼吸となるため，呼吸法に合った測定をする．

心拍測定

❶ 乳児や幼児の場合，聴診器を用いて心拍数を測定する．
聴診器は手のひらで温めておく．

❷ 衣服を広げ，心尖部（第4肋間と鎖骨中線の交点）に聴診器をあて，心拍数を1分間数える．心拍のリズム，心雑音や不整の有無を観察する．

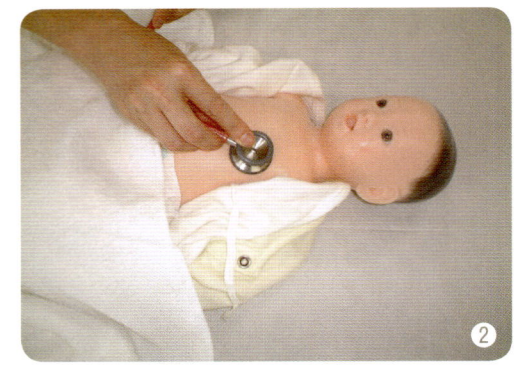

注意事項
・脈拍は子どもの情緒や活動状況，外気温などの影響を受けやすいため，測定時にはこれらの状態にも注意し，室温はあらかじめ調整しておく．

体温測定（腋下検温）

❶視診により，顔面紅潮，発汗，悪寒の有無や程度を観察する．

❷触診により，身体の熱さ，末梢冷感の有無を観察する．

❸衣服を広げ，腋下が汗でぬれていないか確認し，ぬれている場合はタオルで拭く．

❹体温計の先端が腋下の中央にくるように，身体に対して45度の角度で差し込み，腋下を押さえる（写真A）．測定中は計測者が腕を固定し，体温計の位置がずれないようにする．

　子どもが腕を押さえられることを嫌がる場合，乳児や幼児期前期の子どもであれば抱っこしてあやしながら腕を押さえて体温計を固定する（写真B）．また，幼児であれば絵本を読みながら測定すると子どものストレスは軽減する．

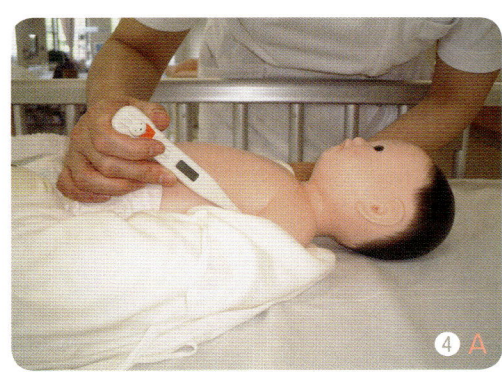
❹A

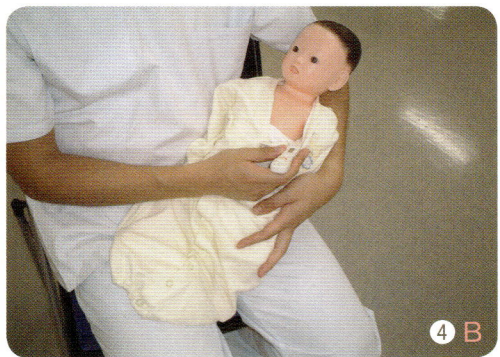
❹B

❺使用後の体温計は，先端をアルコール綿で拭いてから容器にしまう．

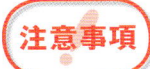
・測定にあたり，乳児は体温調節機能が未熟なため，環境により体温が変動しやすく不安定であること，年少児ほど日内変動が激しいことを念頭においておく．また，子どもの体温は，体温調節機能の発達に伴い，徐々に低くなっていく．

血圧測定（聴診法）

❶ 通常上腕動脈で測定する．

❷ マンシェットを年齢，体格，測定する部位に合わせて選択する．
　上腕動脈で測定する場合，上腕の2/3を覆う大きさのマンシェットが適当である．

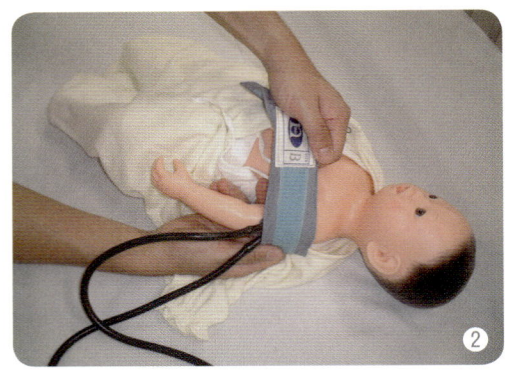

❸ 子どもの上腕を露出し，上腕動脈を触知して確認する．袖にゆとりが少ない衣服の場合，測定する側の腕を脱がせる．

❹ マンシェットのゴム部分の中央が上腕動脈の真上にくるようにして，指1～2本入る程度のきつさになるよう注意しながら巻く．

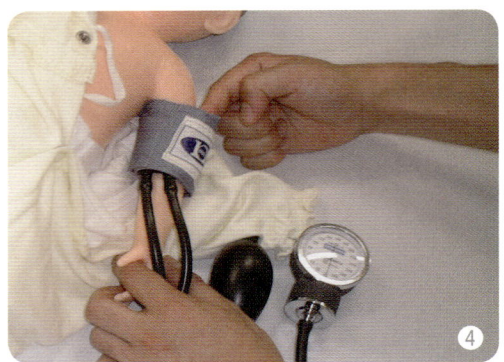

❺ 上腕動脈の上に聴診器を置き，測定者の母指と他の4指で聴診器と子どもの肘関節をはさみ，聴診器が上腕動脈の上に密着するように子どもの肘をまっすぐに保持する．

❻ 子どもの年齢による最高血圧の基準値，あるいは前回測定した値より20～30mmHg高くなるまで加圧する．

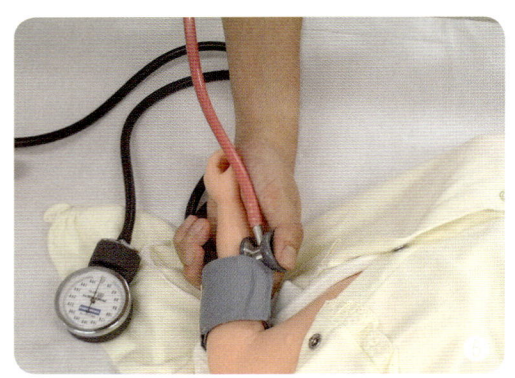

❼ 2～4mmHg程度の速度で圧を下げ，血圧を測定する．

❽測定が終了したら，送気球の排気弁を全開にし，マンシェットの空気を素早く抜く．マンシェットを外して腕に加圧の影響がないかを観察する．

❾子どもの衣服を整える．

測定後

❶子どもに，頑張って測定できたことに対するねぎらいの言葉をかける．

❷測定値を記録する．測定前後の子どもの状態，および今回測定した値と前回の値や通常の値との比較から，身体の異常の早期発見に努める．

注意事項
・通常と異なる条件でバイタルサインを測定した場合は，測定値と同時に測定時の状況を記録しておく．

Chapter 1 基本的技術

2 乳児の身体計測

　身体計測に際しては，子どもの年齢に応じて適した器具を用い，時間や測定時の子どもの状況など測定の条件を一定にして測定する．

　身体計測を行うことで得られる体重・身長・頭囲・胸囲の値は，子どもの発育や栄養状態，身体のバランスを評価する指標となる．また，病気の子どもの場合は，計測値が診断の目安や輸液量，薬剤投与量の算定にも役立ち，異常の早期発見につながる．身体計測の実施時は，安全の確保，プライバシーの保護，測定場所の環境調整，感染の予防に留意し，確実な測定技術のもとで行う．

体重の計測

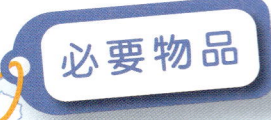

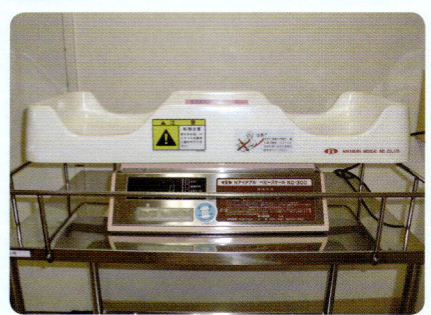

乳児用体重計

・乳児用体重計（デジタル）
・バスタオル
・アルコール綿

具体的な手順

実　施

❶ 体重計を水平で安定している場所に置く．
　体重計が傾いていると，正しい測定値が得られず，また子どもが動くことで転落する危険性があることに留意する．

❷ 体重計の子どもを乗せる部分をアルコール綿で清拭する．

❸ 裸で測定するので，冷たい台に直接肌が触れないようにバスタオルを敷く．

❹ バスタオルを敷いた時点で目盛りが 0g になるように 0 設定をする．

❺ 子どもの衣類を脱がし，モニター・電極などを装着している場合は外す．

❻ 子どもを体重計の上に乗せる．

❼ 計測中は転落を防ぐために，計測が終了するまで，常に子どもに手をかざすようにして見守る．
　子どもの思いがけない動きにより転落しないように努める．

❽ 目盛りが固定されたら数値を読み取る．前回の体重と比較し，差が大きい場合は再度測定する．

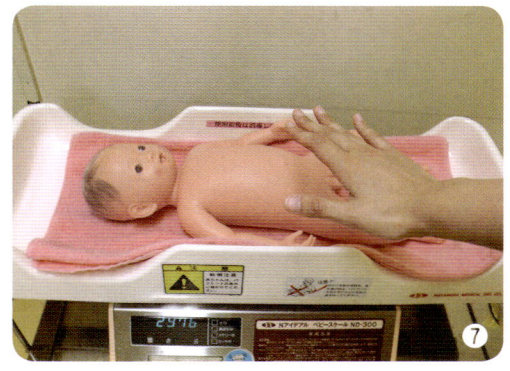

実施後

❶ 子どもを体重計から静かに下ろし，衣類等を着用する．

❷ 子どもに，頑張って計測できたことに対するねぎらいの言葉をかける．

❸ 台の上のバスタオルを外しアルコール綿で清拭する．

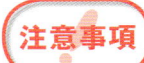

- 裸で計測するので，寒くないように室温を調整し，隙間風が入らないようにする．
- 点滴中でシーネを使用している場合は，あらかじめ重さを量り，体重から差し引く．
- 点滴中の場合や胃管等が挿入されている場合は，子どもを体重計に乗せた後，それらを体重計から浮かすようにして持つ．その際，引っ張りすぎないように注意する．
- 子どもは体動が激しいため，転落しないよう十分に注意する．

身長の計測

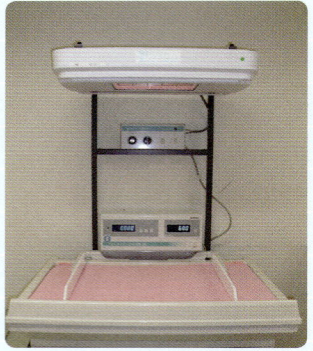

- 乳児用身長計
  ネオテーブルなど
- バスタオル
- アルコール綿

乳児用身長計

具体的な手順

実 施

❶ 身長計の子どもを乗せる部分をアルコール綿で清拭する．

❷ 裸で測定するので，冷たい台に直接肌が触れないようにバスタオルを敷く．

❸ 子どもの衣類を脱がし，身長計に仰臥位で寝かせる．

❹看護師一人が頭部を固定し測定板に密着させる.
　耳孔と眼を結んだ線が台に対して垂直になるようにする.

❺もう一人が子どもの両膝を固定し下肢を伸展させ,他方の手で移動板を動かし踵に密着させる.
　足底が移動板に対して垂直になるように固定する.

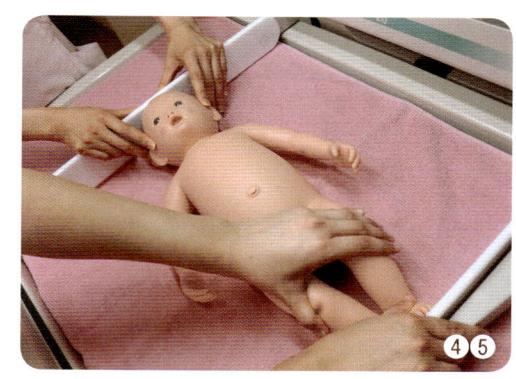
❹❺

❻移動板を足底に押しあてて,目盛りを読む.

実施後

❶子どもをベッドに移し,衣類を着用する.

❷子どもに,頑張って計測できたことに対するねぎらいの言葉をかける.

❸台の上のバスタオルを外しアルコール綿で清拭する.

注意事項
・頭と測定板に隙間ができないように頭部を固定する.
・過度に両下肢を伸展させない.
・体軸は真っ直ぐにする.
・目盛りは素早く読み取り,子どもへの負担を少なくする.

COLUMN

その他の測定方法

体重の計測
乳児の場合,動きが激しいと転落してしまう危険性があるため,介助者や家族が子どもを抱いて成人の体重計で体重を量り,自分の体重を差し引いてもよい.

身長の計測
重症心身障害児など下肢の拘縮や背骨の彎曲,筋緊張が強い場合は,メジャーを用いた方法で測定することがある.頭頂,乳様突起,大転子,膝関節外側中央点,外踝,足底点(踵部)を結んだ線をメジャーで計る.

頭囲の計測

必要な物品は，メジャー，アルコール綿以外に特にない．

具体的な手順

実 施

❶ メジャーをアルコール綿で清拭する．

❷ 子どもを仰臥位に寝かせ，安静にしていられるように配慮する．

❸ 前頭結節（眉間の中心点）と後頭結節（後頭部最突出部）にあたるようにメジャーを巻いて測定する．
　子どもが頭に触られるのを嫌がる場合は二人で計測を行い，一人が頭を固定し速やかに測定する．
　なお，前回測定している場合は，前回の方法と同じ条件で測定する．

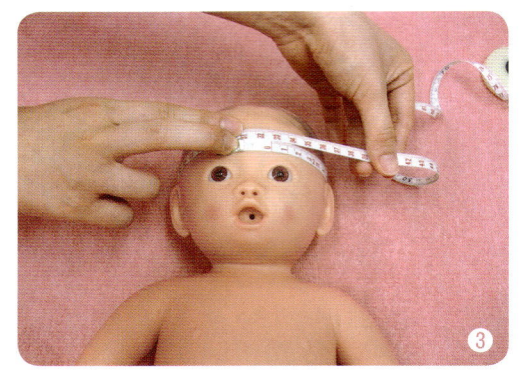

❹ 測定値を読み取る．

❺ 子どもの顔にメジャーが触れないようにして，メジャーを外す．

注意事項
・嫌がって頭を動かす場合は二人で計測を行う．
・水頭症や小頭症など経過観察をする場合は，計測部位に目印をつけておく．
・メジャーの縁や金具などで目や皮膚などに傷をつけないように注意する．

胸囲の計測

必要な物品は，メジャー，アルコール綿以外に特にない．

具体的な手順

実　施

❶ メジャーをアルコール綿で清拭する．

❷ 裸になるので，室温を調整しておいてから子どもの衣類を脱がせる．

❸ 子どもを仰臥位に寝かせる．

❹ 背面の肩甲骨下端，前面の乳頭直上にあたるようにメジャーを巻いて，測定する．
　　メジャーのねじれや折れ曲がりのないように皮膚に密着させる．

❺ 自然な呼吸状態での呼気時に目盛りを読む．
　　吸気で広がった胸囲を測定すると，測定値にばらつきが生じる．

❻ 子どもの体幹を持ち上げて，メジャーを外す．
　　仰臥位のままメジャーを引きぬくと摩擦が生じ，子どもの皮膚を傷つけることがある．

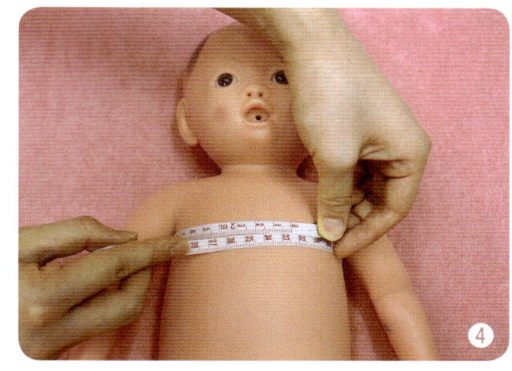
❹

注意事項
- メジャーは体表面に沿わせて巻くが，強く締めすぎないようにする．
- 啼泣していると正確な値が得られないので，あやしながら泣かせないように手早く行う．
- 前回の値との差が大きい場合は，再度測定し直す．

Chapter 1　基本的技術

3 経口与薬（水薬，散剤と服薬補助ゼリー）

　与薬方法は，子どもの発達段階をふまえ，子どもに適した方法で行う．内服方法の希望を伝えられる発達段階の子どもの場合は，希望を確認し，希望に沿った内服を行うことで，子どもが主体的に内服に取り組むことができる．乳児や幼児前期の子どもの場合，家族から家で内服している方法を確認して行うことによって，子どもの内服に対するストレスが軽減できる．
　看護師は，薬の作用・副作用を必ず確認し，子どもの変化を観察できるように準備しておく．
　空腹時に内服することが問題のない薬剤の場合，空腹時や食事前に内服を行うほうが，薬を嫌がったり嘔吐したりすることなく内服できることがある．

水　薬

　水薬は香料や甘味料を加えて飲みやすくしているため，年少児に用いられることが多い．乳首，内服用シリンジ，スプーンなどから，子どもが飲みやすい方法を選択する．

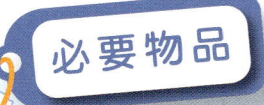

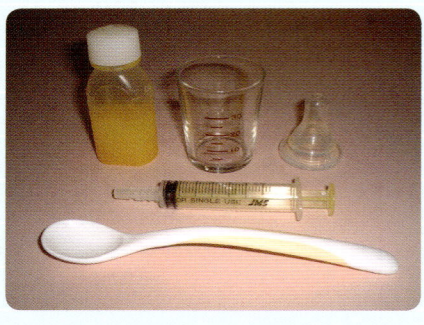

・処方箋
・与薬させる水薬
・内服用シリンジ
・乳首
・薬杯
・スプーン

14

具体的な手順

準　備

❶子どもの名前を確認し，説明を行う．

❷日常的手洗いを行い，必要物品を準備する．

❸処方箋をもとに，5R の与薬前確認をする．

　　・正しい患者 right patient
　　・正しい薬剤 right drug
　　・正しい量 right dose
　　・正しい時間 right time
　　・正しい方法 right route

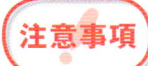　・子どもに名前を確認するとき，子どもは自分の名前でなくても「はい」と返事をすることがあるため，身に付けているネームタグとの照合を必ず行う．

水薬の与薬

❶水薬の容器をよく振って内容物を混和させてから，必要量を内服用シリンジで吸う．

❷乳児の場合，子どもに乳首をくわえさせ，吸啜反射を利用して少しずつ水薬を入れて内服させる（写真 A）．または，横抱きにし，口角に内服用シリンジを入れ，内服用シリンジから少しずつ水薬を口腔内に入れて内服させる（写真 B）．
　誤嚥や嘔吐を予防するため，子どもが嚥下していることを確認しながら水薬を口に入れる．

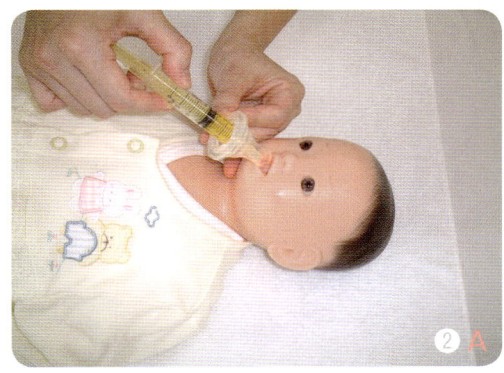
❷ A

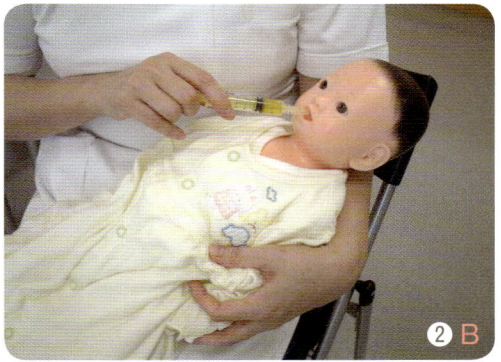
❷ B

❸スプーンが使用できる子どもの場合，薬杯に必要量の水薬を入れ，スプーンで薬杯から水薬をすくい，子どもの口に入れ内服させる．

❹コップから水分を摂取できる子どもの場合，薬杯に必要量の水薬を入れ，そのまま薬杯から内服させる．

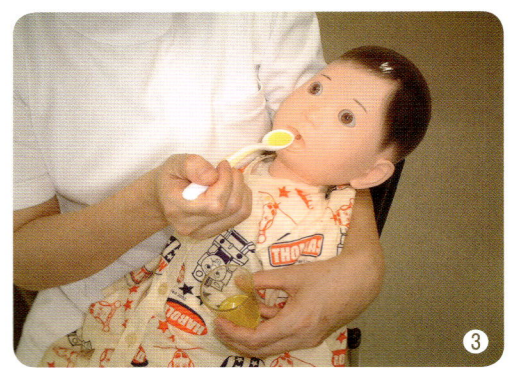

与薬後

❶子どもに，頑張って内服できたことに対するねぎらいの言葉をかける．

❷薬剤作用の発現徴候，副作用の発現徴候，嘔吐の有無などを観察する．副作用が出現している場合，気になる変化がある場合は医師に報告する．

散剤と服薬補助ゼリー

　散剤は投与量を細かく調整できるが，味，におい，形状から子どもによっては内服しにくい薬剤である．しかし，服薬補助ゼリーを用いることで味やにおいを感じることなく内服できる．また，さまざまな味の服薬補助ゼリーが販売されているため，子どもと親がともに選択することで，内服に積極的に取り組むことができる．

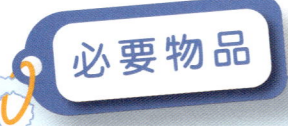
必要物品

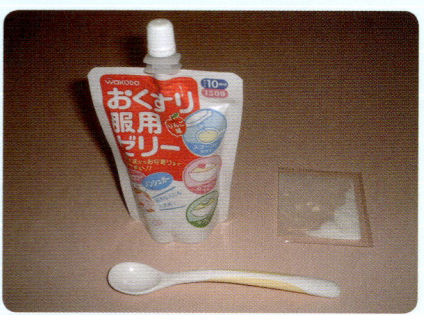

・処方箋
・与薬させる散剤
・服薬補助ゼリー
・スプーン

具体的な手順

準 備

❶ 水薬の与薬に準じて，準備と確認を行う（p.15 参照）．

服薬補助ゼリーを使った散剤の与薬

❶ 服薬補助ゼリーをスプーンに広げるように乗せる．

❷ ゼリーの上に散剤を乗せる．

❸ さらに散剤の上にゼリーを乗せ，散剤をゼリーで包み込む．

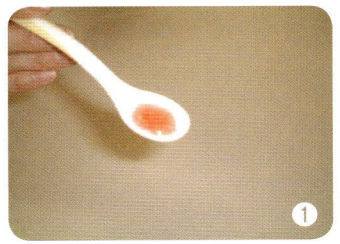 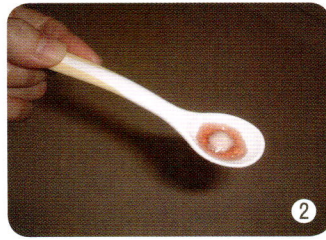 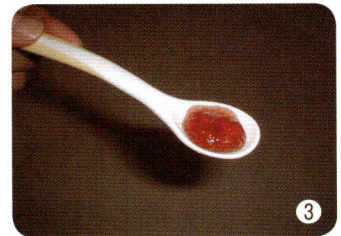

❹ ひと口で子どもの口の中に入れ，ゼリーごと内服させる．噛まずに飲み込ませると散剤の味をほとんど感じることなく内服できる．

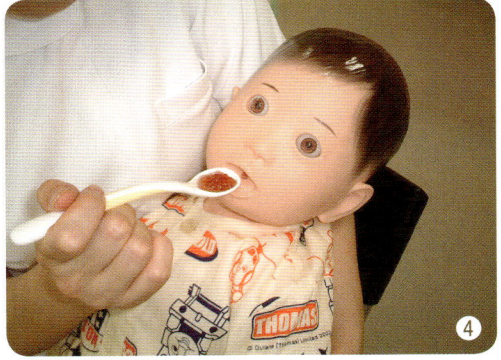

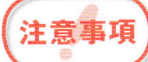 ・散剤の量が多いときは，ひと口で内服させようとすると量が多くなりゼリーを口の中で噛んでしまうため，2～3口に分けて内服させる．

与薬後

❶ 水薬の与薬に準じて，子どもにねぎらいの言葉をかけ，観察を行う．

Chapter.1　基本的技術

4 末梢点滴刺入固定（成育方式）

　輸液管理が末梢の静脈から行われている場合，子どもの活動は予測がつかず，点滴がなされていても気にせず刺入されている手足を動かすため，容易に事故抜去が起こりやすい．したがって，正しく点滴刺入部を固定することで刺入部の安静を保ち，事故抜去などのトラブルを回避しなければならない．

　また，透明フィルムドレッシング材を用いることで，点滴漏れによる皮膚トラブルを早期発見することができる．

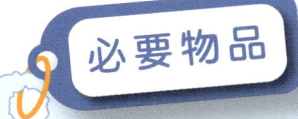

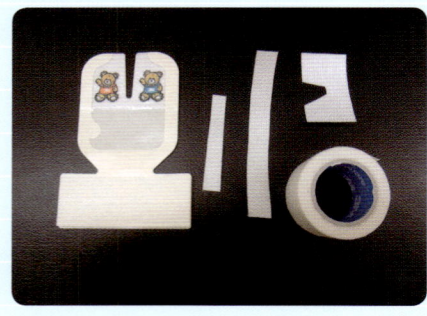

- 透明フィルムドレッシング材
  3M テガダーム I.V. トランスペアレントドレッシング
- 針固定用テープ
  フィルムドレッシング材付属のテープを 30mm × 5mm にカットしたもの
- 固定用テープ 1
  フィクソムール，100mm × 10mm
- 固定用テープ 2
  山型に切り込みを入れたもの，30mm × 40 〜 50mm
- ループ固定用テープ

具体的な手順

準備

❶衛生的手洗いを行う.

❷針固定用テープを準備する.フィルムドレッシング材付属のテープサイズを,写真が示すようなサイズ(30mm×5mm)にカットする.

❸固定用テープ1は接続部分をしっかりと固定できるように,十分な長さ(100mm)とする.

❹固定用テープ2は山切りにすることで,割を入れるだけの場合と比べてテンションがかかりにくく,固定時に貼りやすい.

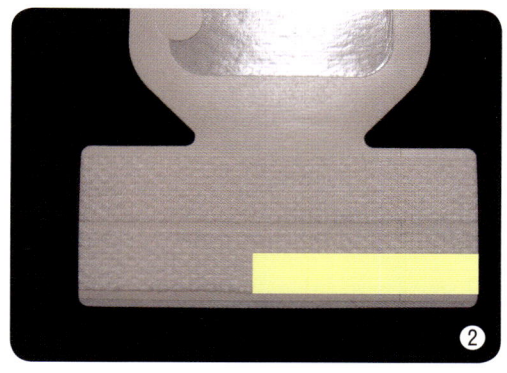

❺点滴留置後の接続部と皮膚の状態を観察する.
　これらをテープ固定前に観察しておくことで,前後の比較と確実な固定を行うことができる.

❻接続部分が緩むと液漏れをして固定が緩む可能性があるため,確実に接続する.

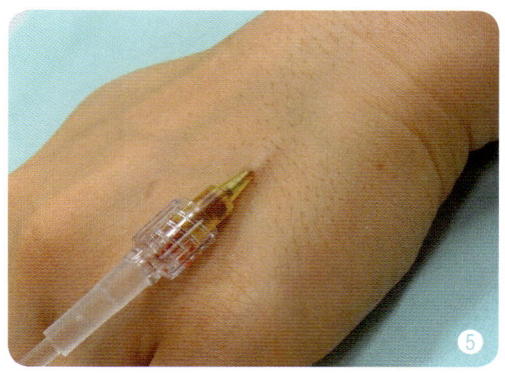

実　施

❶ 針固定用テープを刺入部付近から針先1段目までで固定してΩ型に貼る．

　針先1段目より上まで覆ってしまうと，接続部分が皮膚にあたり点滴針が浮いてしまう．

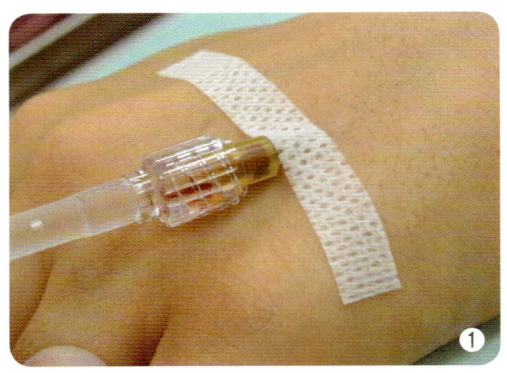
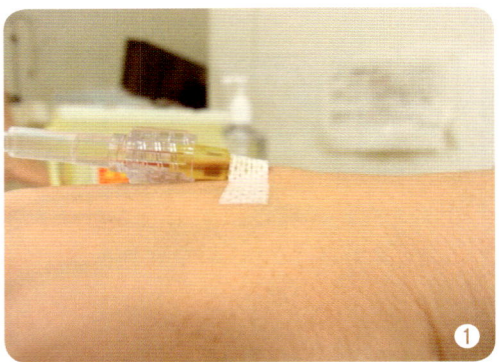

❷ 透明フィルムドレッシング材を刺入部が浮かないように刺入部のほうから貼る（写真A）．このとき，テープの切れ目部分と針先1段目の段差の部分が合わさるように貼る（写真B）．

　固定時にテープを引っ張り過ぎると，フィルムにテンションがかかり，刺入部周辺が浮いてしまうため注意する．

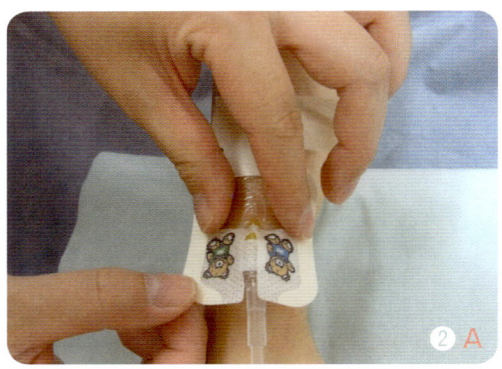
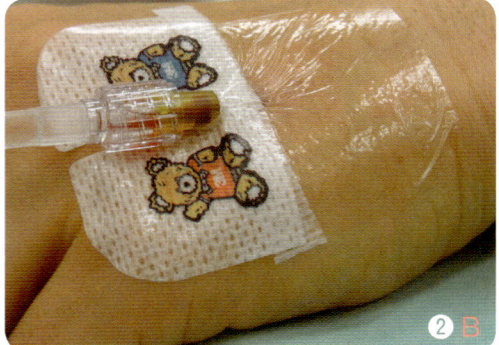

❸ 固定用テープ1を接続部の下へくぐらせるように貼る．このとき，台紙は全部剥がさずに半分くらいを剥がすのみとする．

　台紙を半分残すことで針につかずにくぐらせやすい．

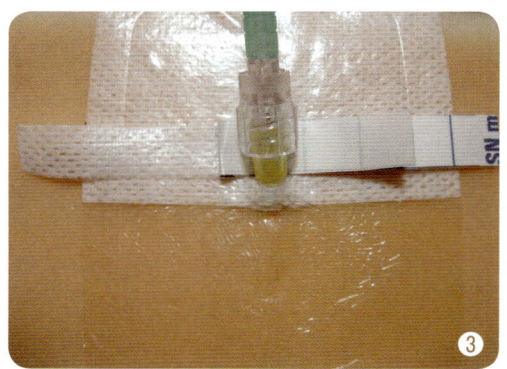

❹固定用テープ1の残りの台紙を剥がし，接続部を下から覆うように交差させる．

 刺入部が隠れ，観察できなくならないよう交差の角度に注意する．また，テープの先を刺入部方向に向けすぎるとテンションがかかり針の折れ癖がつきやすい．

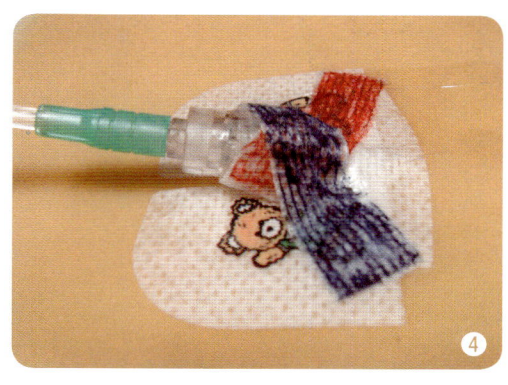

❺固定用テープ2を接続ラインから刺入部に向かって貼る．

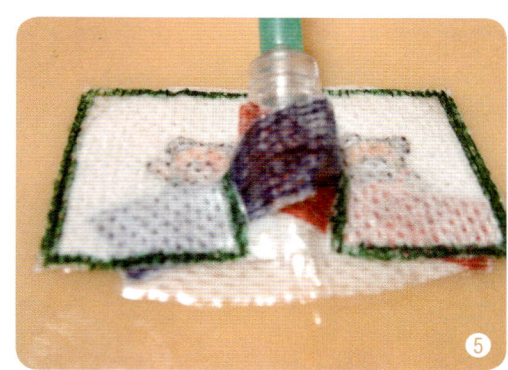

❻カーブさせたループをテープでΩ型に固定する．

 ループを固定するテープはフィルム部にかからないように貼り，刺入部の観察ができるようにする．

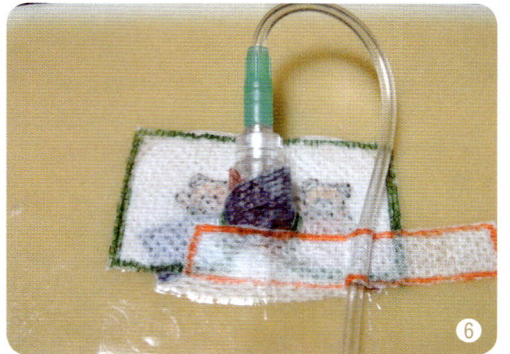

実施後

❶子どもに，頑張って刺入できたことに対するねぎらいの言葉をかける．

❷子どもが啼泣している場合は，あやしたり，なぐさめたりして落ち着かせる．

Chapter 1　基本的技術

5　乳児の抱き方

　子どもは身体機能が未熟であるため，安全に抱くには，身体的な特徴をふまえることが重要である．とくに，定頸（首のすわり）前の子どもには配慮が必要である．

　抱っこやおんぶでスキンシップを図ることにより，子どもと安心感や満足感を互いに分かち合うことができる．また，しっかり抱かれた体験は子どもの情緒的発達を促すとともに基本的信頼の基礎になるといわれている．

　臨床において，子どもが抱かれることで得られる安心感は，見知らぬ環境や医療処置に対処するための心の安定につながる．抱っこはスキンシップを活用した有効なコミュニケーション手段である．

具体的な手順

定頸前の場合

❶ **両手を頭の下に差し入れる．**
　3～4カ月未満の乳児は，首がすわっていないので，横抱きで行う．

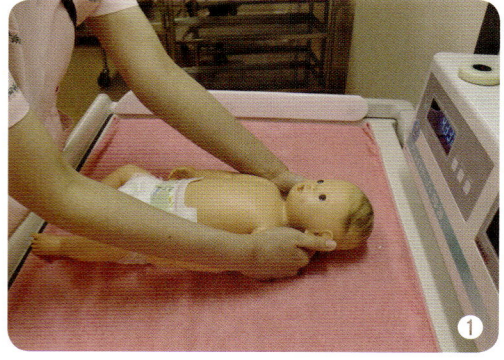

❷ **左（右）手で後頭部と頸を支え，右（左）手で臀部を支える．**
　乳児は気道・気管が狭く詰まりやすい．さらに，腹式呼吸のため，頸部や腹部を圧迫する姿勢は呼吸を妨げるので避ける．

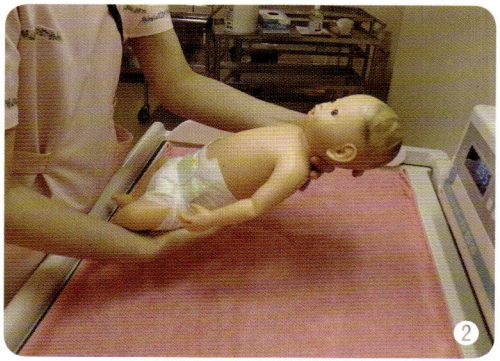

❸ 左（右）手と子どもの体の間へと，右（左）前腕を伸ばし，背中にあて，右手拳で頸から後頭部を支える．

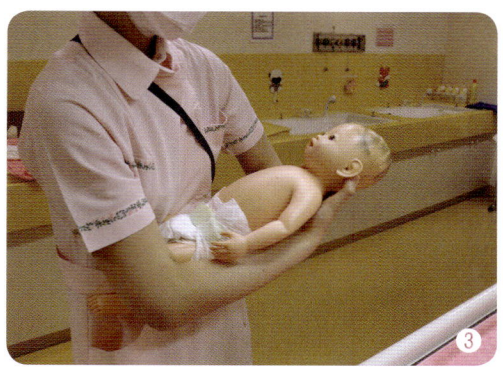

❹ 右手拳の下にあてがっていた左（右）手の肘に子どもの頸を乗せ，左（右）前腕を背中から腰に回す．
　子どもの股関節がM字型を保てるようにする．

❺ 右（左）手を股間から入れて，腕の中をすり抜けて転落しないように臀部を支える．

❻ 顔色や機嫌を観察する．

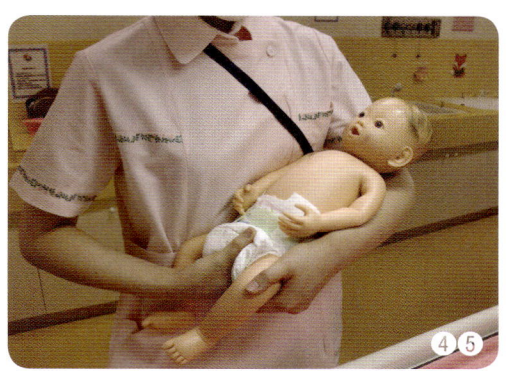

定頸している場合

❶ 左（右）手で頸から後頭部を支え，体を引き上げるようにしながら右（左）手で臀部を支える．
　介助者の体を乳児に接するように前傾にして，子どもとの距離を縮め，介助者にかかる力を少なくするとよい．

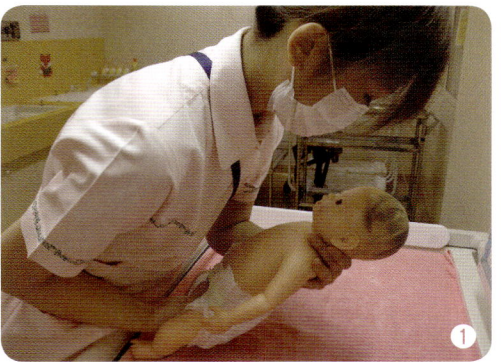

❷ 両脇を両手で支え，体を立てるようにして，向かい合うように抱く．
　介助者の体は反り気味にし，胸の上に子どもを乗せるようにすると安定が図れる．

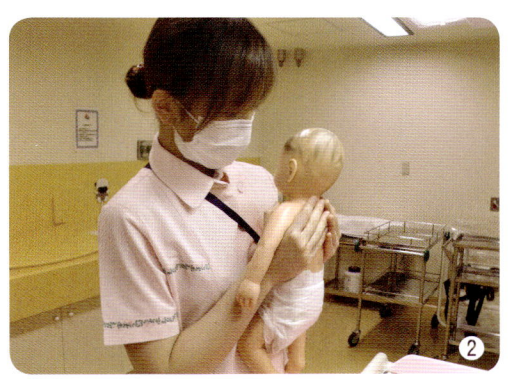

❸子どもの手を介助者の肩や頸にかけさせる．

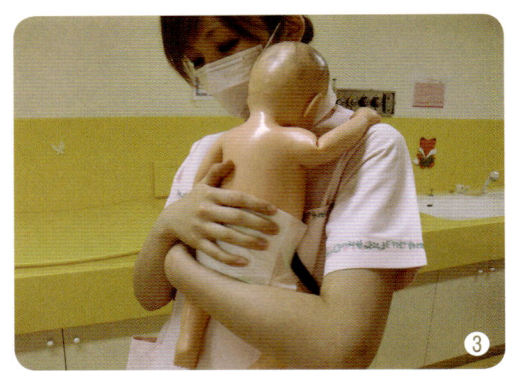

注意事項

- 首がすわる前の乳児の場合，前屈による窒息，後屈による頸部過伸展から傷害を生じやすいため，頸を支えながら抱く．
- 首がすわる前の乳児での縦抱きは呼吸困難や頸椎損傷の危険があるので，横抱きで抱く．
- 足をいきなり伸ばすと股関節脱臼を起こしやすいため，下肢がM字型の屈曲位を保持できるように抱く．
- 病気や障害の程度により，麻痺や筋緊張がある場合，状態によって支えや体位の工夫をする必要がある．

Chapter 1　基本的技術

6　おむつ交換

　排泄の回数や量，排泄物の性状は，子どもの健康状態をアセスメントするための情報の一つである．さらに，排泄物は陰部や臀部の皮膚トラブルの原因となる．したがって，おむつ交換の際には，排泄物によって汚れた皮膚を清潔にし，排泄物の状態を観察することが大切である．

　また，おむつ交換は，子どもに気持ちいいという感覚を経験させる機会でもある．おむつを交換する際には，「さっぱりしようね」「おしりがきれいになって気持ちよくなったね」などの言葉かけをしていく．

　子どもはおむつ交換をしている間，じっとしていない．そこで，おむつ交換をしながら「おしりをきれいにしようね」などやさしく言葉かけをする，歌を歌いながら交換する，おもちゃを持たせて子どもの気をそらすなどの工夫をする必要がある．

必要物品

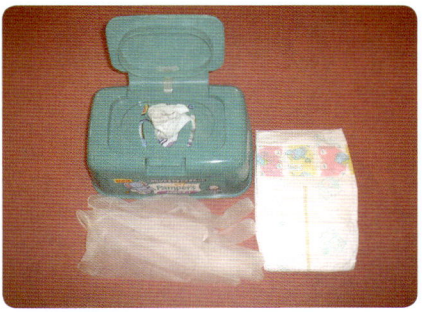

- 紙おむつ
- おしり拭き
- 未滅菌手袋

具体的な手順

準 備

❶ おむつを交換しやすいよう，子どもの足を自分の手前側にして仰向けに寝かせる．

❷ 日常的手洗いを行い，未滅菌手袋を着用する．

❸ 新しいおむつを広げる．おむつ内側にある漏れ防止ギャザーを立てておく．

❹ おしり拭きを自分が取りやすく，子どもの手が届かない位置に置く．

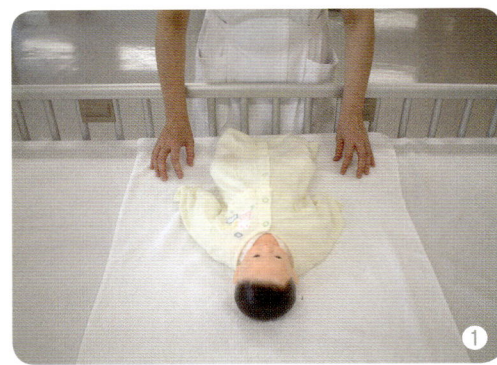

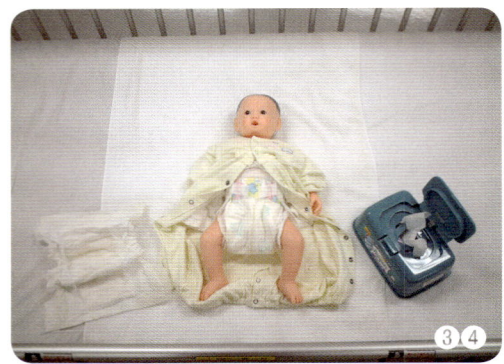

実 施

❶ おしりの下に手を入れて軽くおしりを浮かせて新しいおむつを敷く．
　このとき，足を持っておしりを浮かせると，股関節脱臼を起こす可能性があるので，足は持たない．

❷ おしり拭きで陰部と臀部を拭く．汚れが付着しやすい部分（男児では陰嚢下部と尿道口，女児では陰唇の間）をていねいに拭き取る．
　強く拭き取ると皮膚損傷の原因になるため，汚れがひどいときには，温湯で部分的に洗い流す．温湯をガーゼに多めに湿らせて拭くなどの工夫をする．

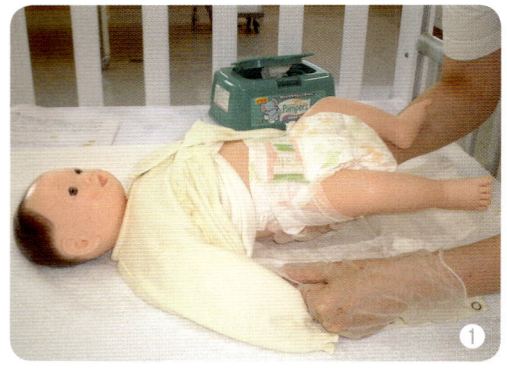

❸おしりを拭きながら，汚れがおしりに付着しないようにおむつの汚れた部分を内側にたたんでいき，おしりを汚れていない部分に下ろす．

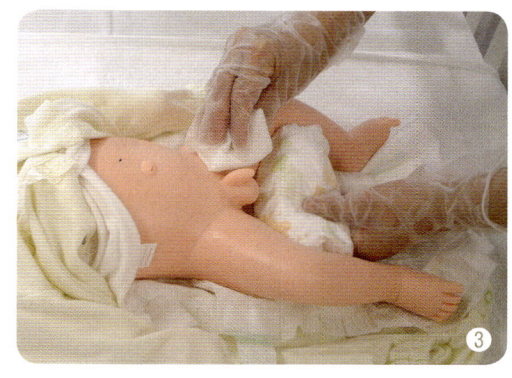

❹おしりを拭き終えたら，おしりの下に手を入れて軽くおしりを浮かせて汚れたおむつを引き抜き，新しいおむつにおしりを下ろす．汚れたおむつは子どもの手が届かない場所に置く．

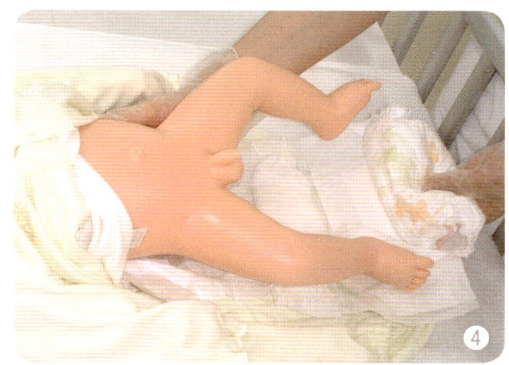

❺新しいおむつの背中側の上端が臍の高さにあることを確認し，両足を軽く開かせておむつを身体に沿わせる．

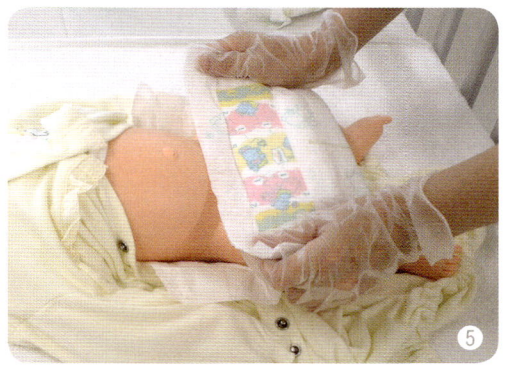

❻おむつの腹部側を軽く抑えながらテープを軽く引っ張りながら留める．お腹周りは指1～2本入る程度の余裕を持たせ，おむつが左右対称になっているかを確認する．

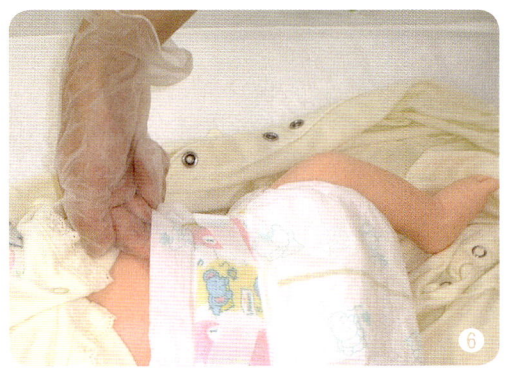

❼太もも周りのフリルが内側に折れ込んでいないかを確認する．
　フリルが内側に折れ込んでいると，尿・便漏れの原因となる．

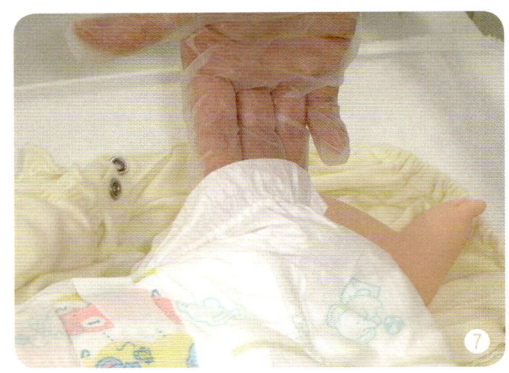

実施後

❶排泄物の性状や量を観察し，汚れたおむつを丸めてテープで小さくまとめる．

❷手袋を外し，子どもの衣服を整える．

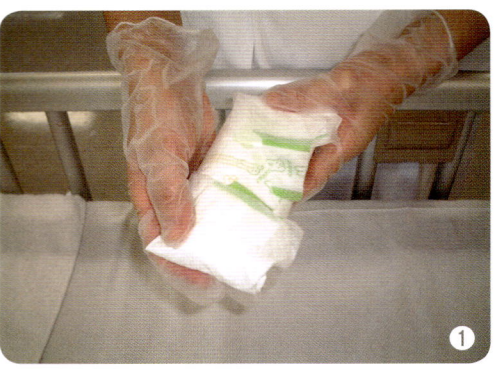

Chapter 2

検査と処置の技術

　子どもにとって，検査と処置には恐怖心と苦痛が伴うため，子どもの理解力に応じたプレパレーションなど事前の準備と経過における説明，ディストラクション，事後の賞賛等を組み合わせた一連のケアが不可欠である．子どもは大人に比べて，身体の侵襲による痛みや苦痛に対する我慢が続かないうえ，同じ処置を繰り返し実施したとしても慣れることはないことにも留意しておきたい．また，処置に使用する物品や医療機器は，年齢や身体の大きさによって異なる場合が多く，事前に必要物品や医療機器を見極めることが必要である．

　本章では，血液検査や画像検査，超音波検査，肝・腎生検などの検査や処置の技術を紹介する．確かな技術を基礎として，子どもの潜在能力を引き出し，子どもの心に傷が残ることのないように処置が実施できるよう，処置前から処置後までに及ぶ看護技術や配慮を学んでいただきたい．

Chapter 2 検査と処置の技術

1 血液検査

　言葉で症状などをうまく表現できない子どもにとって，血液検査などのデータは診断・治療の指標となる重要なものであり，採取方法とその援助，検体の取り扱いに対して正しい知識が必要である．また，血液検査は，苦痛を伴うものであり，それ自体が子どもにとって恐怖を伴う経験となる．看護師は，子どもの成長発達を踏まえ，インフォームド・アセントを得て，子どもが頑張った経験として捉えられるように援助していくことが重要である．
　ここでは，静脈採血と毛細血管採血（図2-1）について説明する．

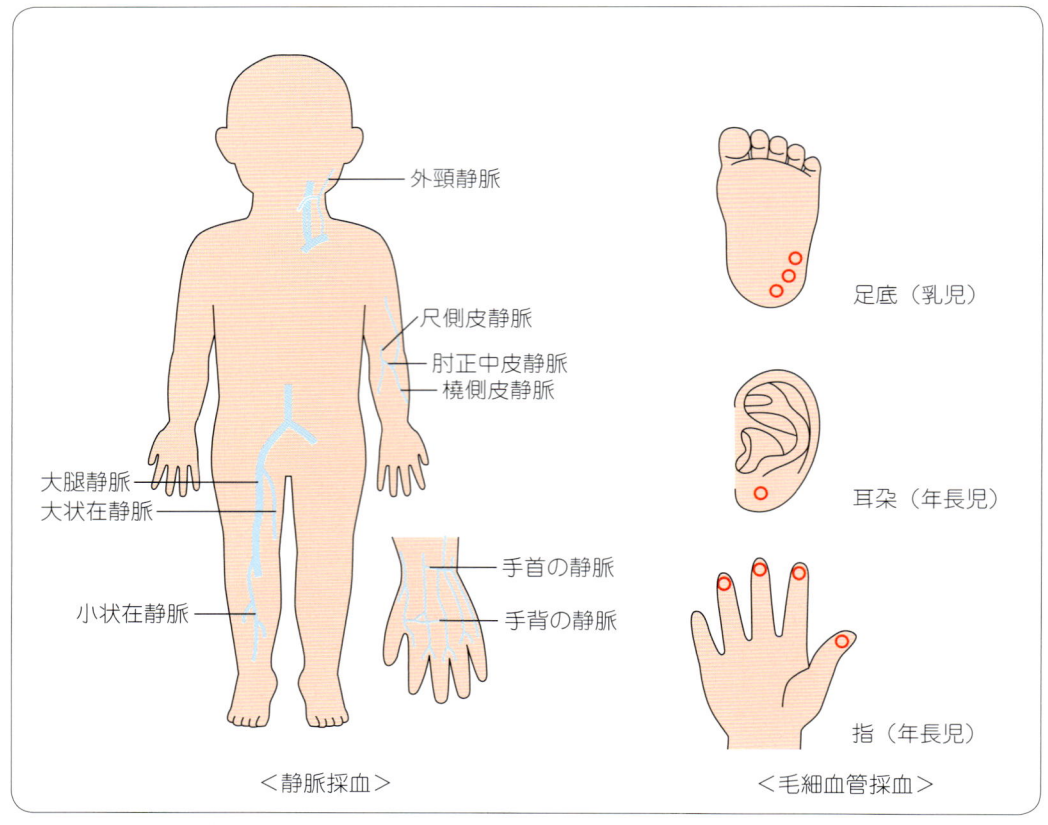

図2-1　採血の種類と採血部位
（山元恵子監修：写真でわかる小児看護技術．改訂第2版，p.110，インターメディカ，2011．より）

静脈採血

必要物品

- 注射器
  必要量・年齢による血管の状況に応じて選択
- 注射針（21〜23G）
- 翼状針
- アルコール綿
- トレイ
- 駆血帯
- 肘枕
- 検体容器
- 検体ラベル
- 絆創膏
- 未滅菌手袋
- 針捨て容器

※必要に応じて，以下の物品を準備する
- 検体冷却用氷，抑制に必要なバスタオルなど，シーネ
- 採血後血管確保する場合は，留置針，処置用シーツ

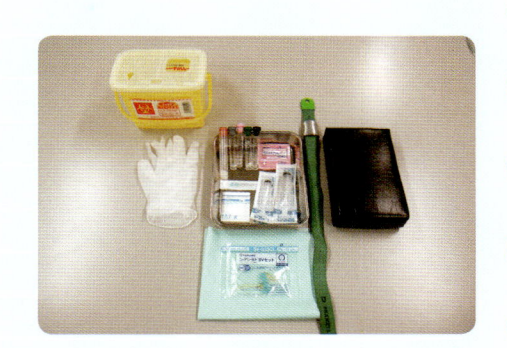

具体的な手順

準 備

❶子どもと家族に説明を行う．子どもには発達段階に合わせた説明を行う．
　子どもがどのように行動したらよいか具体的にイメージできるように話をする．「痛くない」などの嘘は決してつかない．
　子どもの意向を聞いて，家族が同席するかどうか話し合う．家族には「抱っこする」「手を握る」「声をかける」など，どのように行動すればよいのか具体的に示す．

❷衛生的手洗いを行う．

❸物品をしっかり準備して手の届くところに配置する.
　　　子どもは不安や恐怖から体動が激しくなる．不足している物品があっても，安全のため介助者はその場から離れられなくなることが多い．
　　　ラテックスアレルギー・出血傾向の有無についても情報収集し，必要に応じた物品を選択する．

❹環境を整える.
　　　子どものプライバシー保護，他の子どもへの影響を考慮し，原則として病室ではなく処置室で行う．
　　　幼児以上ならば，事前にトイレに行ってもらい排泄をすませる．
　　　音楽を流す，おもちゃを配置するなど恐怖感を和らげるよう配慮する．

❹本人確認を行う.
　　　検体ラベルと名前を確認する．名乗れる子どもならば自分で名前を言ってもらう．

実　施

❶体位を整える（写真 A：仰臥位，写真 B：座位）.
　　　必要であれば抑制を行うが，体の上には乗らない．
　　　絵本や音や光が出るおもちゃなどでディストラクションを行う．

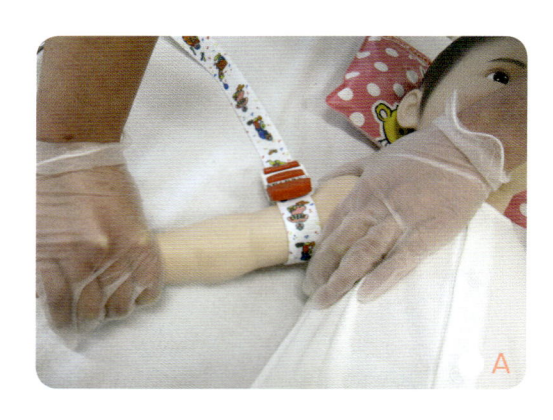

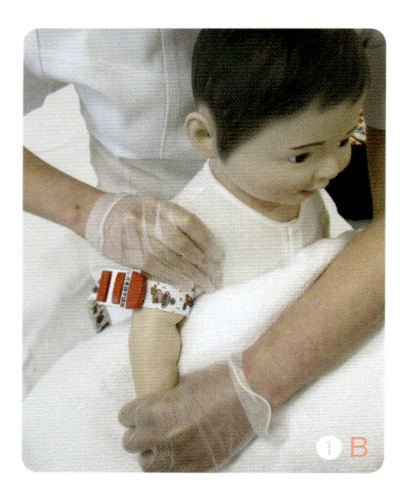

❷未滅菌手袋を着用する.

❸肘上部に駆血帯をしめる.
　　　駆血時間が 2 分以上になると血液性状が変化し，循環不全を起こす場合もあるため，採血困難な場合は駆血帯を外してやり直す．

❹採血部位をアルコール綿で消毒し，皮膚を伸展する．刺入する血管の 5〜15mm 手前から 15〜30 度の角度ですばやく注射針を穿刺する．
　　穿刺部位をはさんで上下の関節を固定する．
　　刺入した後，状況によって絆創膏で固定して抜けないようにする．

❺注射器の内筒を引いて血液の逆流が見られたら，ゆっくり針先を目的方向に数 mm 前進させる．

❻注射器をしっかり固定し，反対の手で逆流を助ける程度の力でゆっくり内筒を引く．
　　子どもの血管は細いため，注射器に陰圧をかけすぎると，血管虚脱・溶血の原因になる．

❼注射器で引けない場合，注射器を外して針からの自然滴下で採取する．

❽必要量の採血を行い，凝血してはいけない項目から順に検体容器に入れる．
　　再穿刺する苦痛がないように量を確認する．

❾針を抜く前に駆血帯を外す．

❿刺入部にアルコール綿をあてて針をすばやく抜き，止血するまで 3〜5 分間しっかり圧迫する．
　　止血確認をしっかり行い，絆創膏を貼る．

実施後

❶針先に触れずに所定の針捨て容器に注射器，針を棄てる．
　　経血液感染防止のため，特に針の取り扱いに注意する．

❷子どもを抱っこする・褒めるなどして子どもの頑張りを認める．
　　子どものお気に入りのご褒美シールなども効果的である．

❸検体は速やかに提出する．
　　時間が経つと検査結果に影響することに留意する．

毛細血管採血

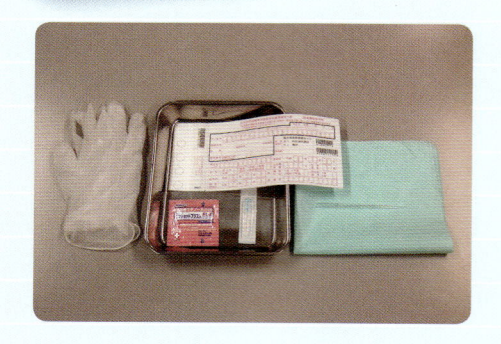

必要物品

- ランセット
  または23Gの注射針
- 採血ろ紙
- アルコール綿
- キャピラリーチューブ
  またはマイクロティナー
- 滅菌ガーゼ
- 処置用シーツ
- 未滅菌手袋

具体的な手順

準備

❶静脈採血に準じ，準備と説明を行う（p.31参照）．

❷穿刺部を蒸しタオルなどで温め，血液循環を良くしておく．

実施

❶衛生的手洗いを行い，未滅菌手袋を着用する．

❷採血部位をアルコール綿で消毒する．
　　消毒した部位はしっかり乾かす．

❸採血側の踵を，採血者の利き手と反対側の母指示指で挟んで固定し，穿刺部を充血させる．

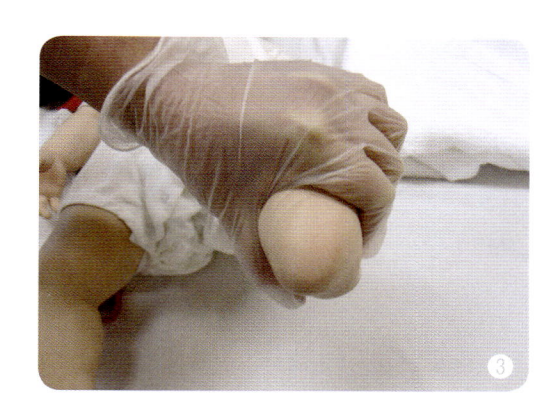

❹ランセット（または 23G 注射針）で穿刺する．
　　新生児は 2.4mm 以下の深さで穿刺する．穿刺が踵骨まで達すると骨髄炎を起こす危険性があるため注意する．

❺血液が出てきたら，最初の一滴は滅菌ガーゼで拭き取り，その後自然に出てきた血液にキャピラリーチューブをあてる．
　　血液は無理に絞ると組織間液や組織片を含む可能性があり正確なデータが得られないため，無理に絞らず自然な流出を待つ．

❻圧迫止血して，止血確認を行う．

実施後

❶採血ろ紙にキャピラリーチューブをあててしみこませて，しっかり乾燥させる．

❷子どもを抱っこする・褒めるなどして子どもの頑張りを認める．

Chapter 2　検査と処置の技術

2 糞尿検査

　糞尿検査は，健康状態のアセスメント，診断，治療効果の判定などを目的として行う．子どもに対して行う場合には，発達段階と排泄自立度のアセスメントを行い，検査内容によって採取方法を検討する必要がある．具体的な方法としては，採尿バッグ，採尿カップ，おまる，ポータブルトイレ，採尿カテーテル，検便スワブなどがある．

採尿バッグの方法

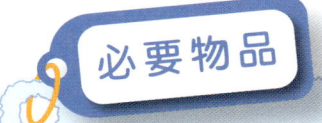

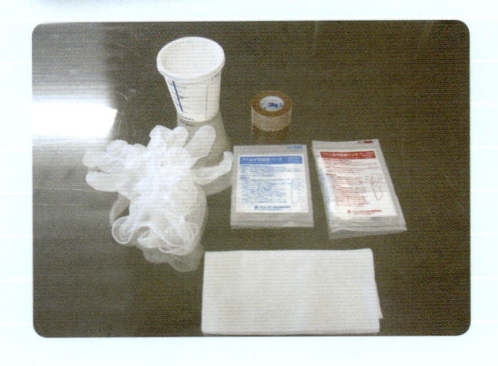

必要物品

・採尿バッグ（男児用・女児用）
・清浄綿
・検体容器
・未滅菌手袋

※必要に応じて，補強用医療テープを用意する．

具体的な手順

準 備

❶子どもと家族に説明する．子どもには成長発達に合わせた説明が必要である．

❷物品を準備する．

実　施

❶ 日常的手洗いを行い，未滅菌手袋を着用する．

❷ 体位を整える．
　　子どもを仰臥位にさせ，おもちゃなどを用いてリラックスできるようにする．

❸ 陰部周囲を清浄綿で清拭し，十分に汚れを拭き取り，タオル・ガーゼなどを用いて押さえて乾燥させる．

❹ 内側を触らないように採尿バッグの外側をつまみ（写真 A），空気を入れて膨らませ（写真 B），接着面の外紙を剝がしておく．
　　入れる空気は少量でよいが，膨らませておくと尿がたまりやすい．

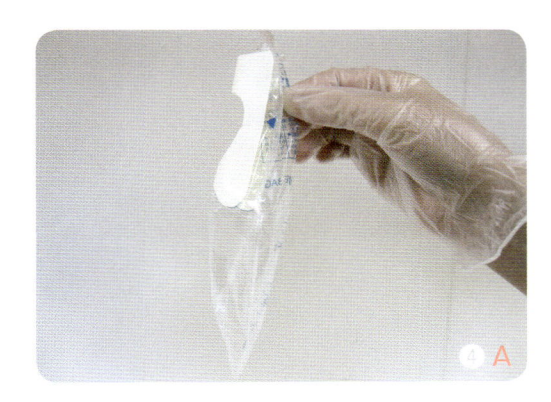

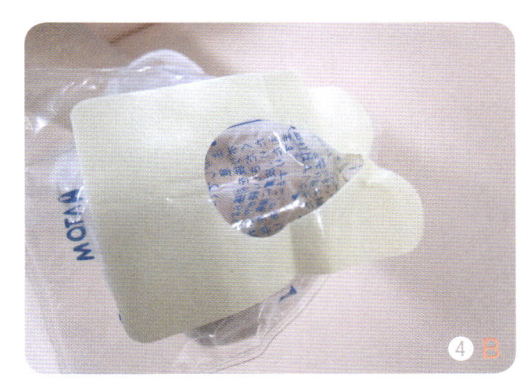

❹A　❹B

❺〈女児〉利き手で採尿バッグ袋の外側からの会陰パッドをつまむ．

❻〈女児〉股関節が開排するように，前腕や肘で下肢を支える．

❼〈女児〉片方の手で外陰部を開いてしわをしっかり伸ばして会陰部から採尿バッグを接着し，下側の接着面をしっかり密着させる．
　　この際，肛門部分にかからないように注意する．

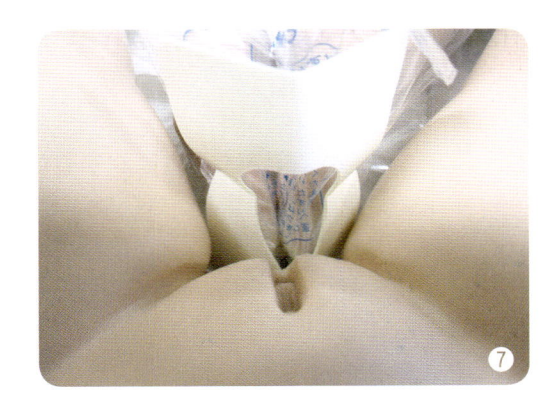

❼

❽〈女児〉尿道口を完全に囲むようにしっかり密着させる.
　もし補強が必要な場合は,テープを貼る.とくに会陰側を補強すると効果的である.

❾〈男児〉新生児および乳児では,陰茎,陰嚢ごとバッグに入れて貼る.乳幼児では,採尿バッグ貼付面下部と陰茎の根元が合うように貼り,皮膚を伸展させて貼る.

❿採尿バッグの袋下側を肛門側へ折り返し,尿がたまる空間を作る.

⓫おむつを軽くあてておく.

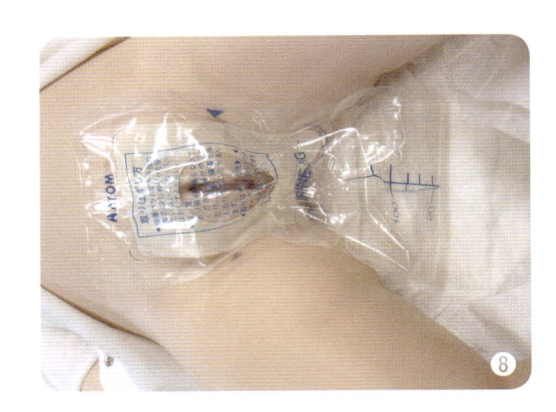

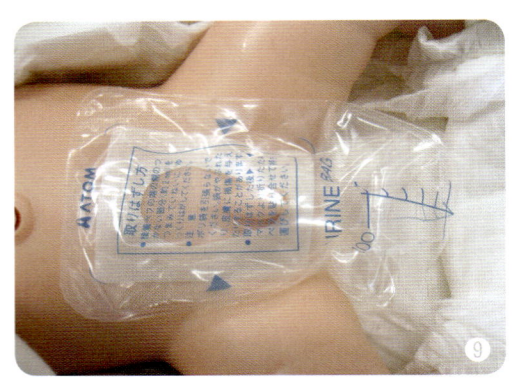

実施後

❶適宜採尿バッグに尿がたまったか確認する.
　やや上体を挙上した体位にすると尿がバッグにたまりやすい.
　尿が漏れると,検体採取できないばかりでなく,皮膚トラブルも起こしやすい.

❷尿を検体容器に収め,子どもに説明して採尿バッグを剥がす.
　採尿バッグを剥がすときには皮膚を押さえて行う.
　「シール取るとき,ぴりぴりするけど,ゆっくりそっと剥がすから動かないでね」など,成長発達に合わせた説明を行う.

❸子どもに頑張ってできたことに対するねぎらいの言葉をかける.

検便の方法

必要物品

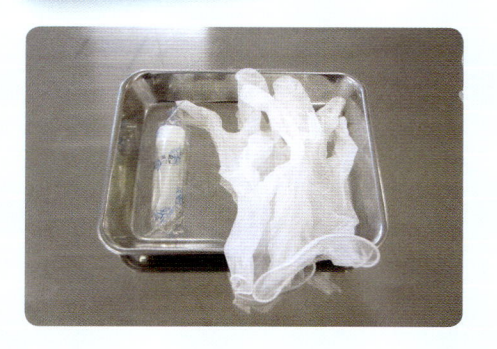

- 検体容器
- 検体ラベル
- 未滅菌手袋

※必要に応じて，ポータブルトイレやおまるを用意する．

具体的な手順

準　備

❶ 子どもと家族に説明する．
　排便のタイミングを逃さないように情報収集を行う．普段の排泄方法から，おむつ，ポータブルトイレ，おまるなどを選択する．
　排便があったとき，家族などが破棄しないように説明する．

❷ 日常的手洗いを行い，物品を準備する．

実　施

❶ 排便があったら，検体容器のさじ部分で柄の中間部から母指頭大程度採取し，検体容器に収める．
　便潜血検査の場合には排便の2カ所以上から採取する．

❷ ラベルとともに速やかに検体を提出する．

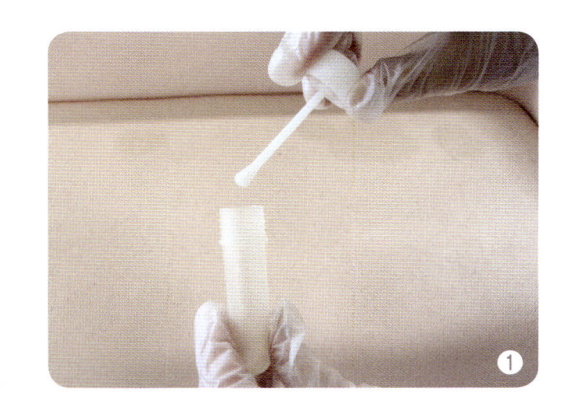

Chapter 2 検査と処置の技術

3 画像検査

　画像検査によって，非侵襲的に人体内部の画像を生成することができる．

　画像検査には**表 2-1** のような種類があるが，ここでは，単純 X 線画像検査と MRI 検査について説明する．

表 2-1　画像検査の種類

種類	目的
単純 X 線画像	骨や脂肪などで X 線の吸収率が異なることを利用して画像を得る．肺の病理学的変化を検出するだけでなく，骨折の範囲を診断する場合にも使われる．
CT	X 線を使って，人体の 360 度方向からのデータを獲得し，そのデータをコンピュータ処理することにより断層像を得るものである．単純 X 線画像より多くの情報を得ることができる． 頭部　　胸部　　腹部
MRI	強力な磁石を用いて人体の画像を得る．ただし，ペースメーカーなどの金属が体内にあると検査を受けることができない． 頭部　　脊髄
超音波断層画像	超音波が体内を直進すると，体内の構造物（臓器や組織）にあたって反射する．その反射波を画像として得る．

単純X線画像検査

必要な物品は，タオル以外に特にない．

> **具体的な手順**

検査前

❶ 撮影部位の衣服に，金属性のもの（ベルト，装飾など），ボタンなどが付いていないことを確認する．

❷ 胸部撮影の場合は，心電図モニターなどを外し，点滴ルートやチューブ類が写らないように端に寄せる．
　　画像に人体内部以外の影が写ると，正確な情報が得にくくなる．

検査中

❶ 医師が指示した体位で安全に撮影できるように子どもの体を支える．

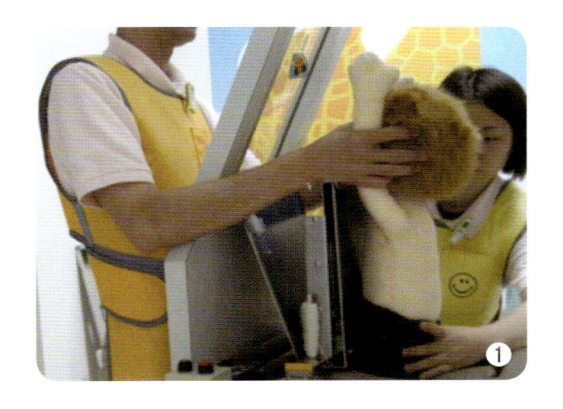

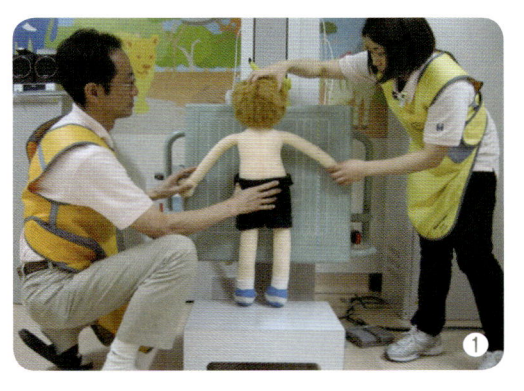

❷ X線を照射するため，検査室内に医療従事者が入る場合は，プロテクターを使用する．

❸ 検査台まで移動する際は，寒くないようバスタオルなどで体を覆う．

検査後

❶ 子どもに検査が終了したことを伝え，頑張ったことに対するねぎらいの言葉をかける．

❷ 衣服やモニター類を整える．

MRI 検査

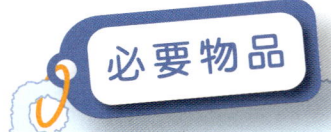

必要物品

- バスタオル
- タオル

※また，子どもの状態や年齢に応じて，以下の物品を準備する
- お気に入りのおもちゃ（幼児），おしゃぶり（乳幼児），好きな DVD や映画（学童期）
  これらは，安静を保つために準備する．
- 酸素ボンベ，マスク，サチュレーションモニター（鎮静剤使用時）
  鎮静剤を使用しているため，移動時や検査中の急変に備えて準備する．検査室前室までの携行とし，磁場発生中は，酸素ボンベなどの金属を持ち込まないよう厳重に注意する．また，検査室内で用いる酸素ボンベ，ストレッチャー，シーネなどは，MRI 専用の磁気非対応のものとする．

具体的な手順

検査前

❶ チェックリストを用いて以下の問診を行う．
身長・体重，喘息の既往，造影剤使用歴，腎機能障害の有無，アレルギー疾患の有無等

❷検査について，家族や子どもにインフォームド・コンセント，アセントを行い，理解と納得を得る．また，検査3時間前に食事を済ませるなどの各施設の規則にしたがう．

❸金属類（ボタンなど）が付いていない検査着や洋服に着替える．

❹鎮静剤や造影剤を投与するため，血管確保や与薬を実施する場合がある．医師の指示にしたがい，処方された鎮静薬を確認し，検査室と時間調整を行う．

❺鎮静剤を使用する場合，入眠できるように睡眠導入する．また，呼吸状態などをしっかり観察する．
　　磁気発生時は，機械音が大きいことや検査時間が長いことから，しっかり入眠していることが重要である．

❻緊急時に備えて物品を準備しておく．
　　酸素ボンベなどが検査室内で使用できないことを念頭において準備する．

検査中

❶子どもを検査台に移乗し，仰向けにする．

❷（学童期以上の場合は）検査台から子どもが落下しないように，子どもに説明し転落防止ベルトを装着する．また，（乳幼児期の場合は）鎮静から覚醒しないように静かに移乗する．

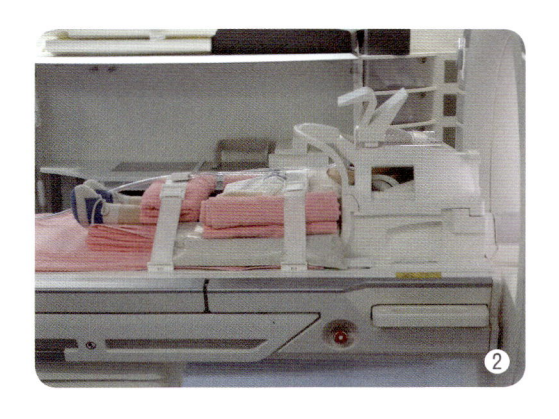

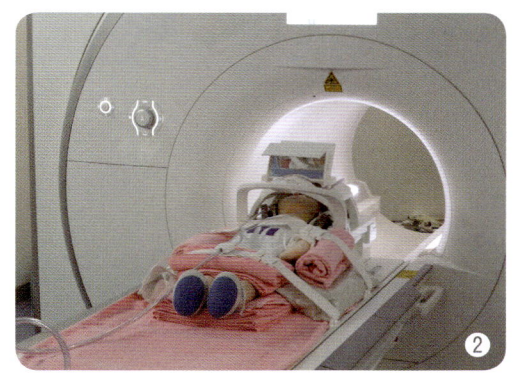

❸子どもにヘッドフォンや耳栓をする．

❹説明がわかる年齢の子どもには，何かあったときに緊急コールを押したり，手を上げたりするように伝える．
　　閉塞感や長時間じっとしていることに耐えられない場合は，無理をさせずMRI装置から出させる．

❺看護師は，異常時いつでも検査室に入れるように，あらかじめ自分の金属類を外しておいて待機する．

検査後

❶子どもに検査が終了したことを伝え，頑張ったことに対するねぎらいの言葉をかける．

❷鎮静剤使用時は，子どもが覚醒するまで観察を続ける．

> **COLUMN**
>
> **MRI室での酸素ボンベ持ち込みによる事故に注意！**
>
> 　2001年7月31日，米国ニューヨーク州ニューヨーク市にあるWestchester Medical Centerにて磁気共鳴影像法（MRI）検査を行っていたところ，室内にあった酸素ボンベがMRI装置に引きつけられ，検査を受けていた6歳の男児にあたり死亡したという事故が起こった．日本でも，室内に持ち込んだストレッチャー等の磁性体金属がMRI装置に吸着される事故が発生している．また，MRI検査時にサーモフレクト毛布（アルミ裏打ち毛布）を使用して負傷したという事故や，検査中に保温下着，遠赤外線下着等を着用していた患者の皮膚に異常（ヒリヒリ感や火照りを自覚）が生じたという報告がある．
>
> 　事故を未然に防ぐため，検査前に厳重に注意することが必要である．

Chapter 2　検査と処置の技術

4 腰椎穿刺（ルンバール）

　腰椎穿刺は，病態の診断および治療方針の決定，髄液圧の測定，頭蓋内出血の有無の確認，髄液の通過障害の有無の確認，髄腔内への薬液注入などを目的に行われる．疼痛を伴う侵襲の大きな検査であり，不安や恐怖を伴う．疾患によっては繰り返し行われる場合もあり，成長発達に合わせたプレパレーションやディストラクションなどを行うことが重要である（p.96を参照）．

必要物品

- 腰椎穿刺針
  スパイナル針20～23G
- 注射器（5ml）
- 検体スピッツ
- 延長チューブ
- 定規
- 鎮静剤
- 消毒液
- 消毒含浸綿棒
- 滅菌覆い布
- 穴あき滅菌シーツ
- 滅菌ガーゼ
- 滅菌手袋
  医師が使用する．
- 未滅菌手袋
- マスク
- 膿盆
- 絆創膏
- 救急カート

※必要に応じて，局所麻酔薬（1％キシロカイン®薬），局所麻酔用の注射器（10ml）および針（18G，23G）を用意する．

※局所麻酔薬，鎮静剤を使用する場合は，サチュレーションモニター，ジャクソンリース，酸素流量計，吸引セットを用意する．

> **COLUMN**
>
> ### 髄液採取の禁忌
>
> 次の場合には，髄液採取を行わない．
> ・頭蓋内圧亢進：CT，MRI画像で明らかな脳浮腫，うっ血乳頭，大泉門膨隆
> ・出血傾向：血小板減少，抗凝固薬・抗血小板薬使用
> ・穿刺部位に皮膚感染症がある場合

具体的な手順

準 備

❶ **子どもと家族に説明を行う．**
　子どもの成長発達に合わせて，絵本や人形，パンフレットなどを用いてプレパレーションを行う（p.96を参照）．

❷ **検査1時間前から食事・ミルクの摂取を止める．**
　腰椎穿刺は体位と固定により嘔吐しやすいため空腹時に行う．

❸ **鎮静剤を使用する場合は2～3時間前から絶飲食とする．**
　嘔吐により吐物を誤嚥する恐れがあることに留意する．

❹ **排尿を済ませてもらい，乳児の場合はおむつ交換を行う．**
　施行中の尿汚染を防ぐため行う必要がある．

❺ **薬剤を使用する場合は，医師の指示を確認する．**
　鎮静剤，局所麻酔薬，髄腔内注射など確認する．局所麻酔薬テープの指示があるときには貼付する．

❻ **日常的手洗いを行い，必要物品を準備する．**
　処置室・ベッドサイドにも酸素や吸引の準備をしておく．

❼ **衛生的手洗いを行い，ワゴンなどの上に穿刺に必要な物品を配置し清潔野を確保し，清潔野上に必要物品を並べる．**
　処置室・ベッドサイドにも酸素や吸引の準備をしておく．

❽ **鎮静剤を使用する場合は，サチュレーションモニターを装着する．**
　鎮静剤を使用する際は，呼吸抑制に注意する必要がある．

実　施

❶ 子どもを左側臥位にし，穿刺部を露出する．
  > おむつを下にずらして絆創膏で固定し，便・尿失禁を予防する．

❷ 臍をのぞきこむように頸部と両膝を曲げ，腰椎棘突起が開大するように固定する．
  > 動いてしまう乳幼児の場合は，介助者の両膝で児の足を挟む．

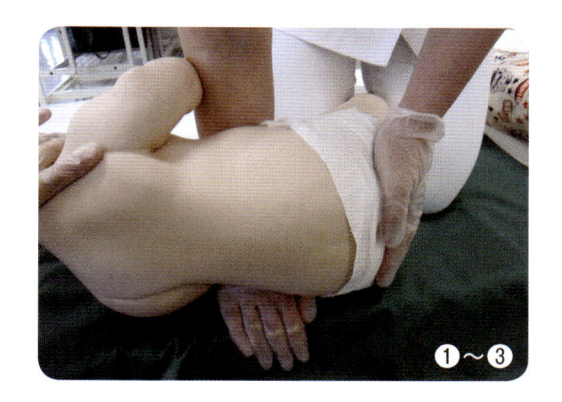

❶～❸

❸ 子どもの腹部前方に介助者の右腕を入れ，これを支柱にヤコビー線を垂直に保持する．
  > 支柱にした手は処置台の縁にかける．固定中，音楽を流すなどディストラクションを行う．

❹ 処置台の端に子どもの背中がくるよう，かつ垂直になるよう固定する．
  > 固定に集中しすぎて言葉がけを忘れないよう注意する．

❺ 穿刺部分を中心に広範囲に円を描くように消毒する．
  > 医師は清潔野で操作し始めているため，局所麻酔を使用する場合はその介助を行う．

❻ 穿刺の目的に合わせて，医師が実施する髄液採取・髄液圧測定・薬液注入などの介助を行う．
  髄液採取時：検体スピッツを渡すなどの介助を行う．
  薬液注入時：穿刺針に延長チューブを接続し，薬液を注入する介助を行う．
  髄液圧測定時：穿刺針に延長チューブを接続する介助を行った後，チューブを上に上げて定規を使用して髄液圧測定する．

❼ 穿刺中は子どもの顔色，脈拍，呼吸，下肢の痺れなどの観察を行う．クエッケンシュテット試験を行う場合は，頸静脈を左右1側ずつ圧迫する．

COLUMN

クエッケンシュテット試験

頸静脈を圧迫し，髄液圧の上昇があれば陰性（正常），上昇を認めない場合は陽性（くも膜下内の閉塞）を確認する．
＜髄液圧基準値＞
新生児：10～80mmH$_2$O，乳幼児：40～100mmH$_2$O，学童：60～180mmH$_2$O

Chapter 2
4
腰椎穿刺（ルンバール）

❽抜針後，穿刺部位を消毒し，滅菌ガーゼで圧迫する．

❾止血が確認できたら，絆創膏を貼り，圧迫固定を行う．

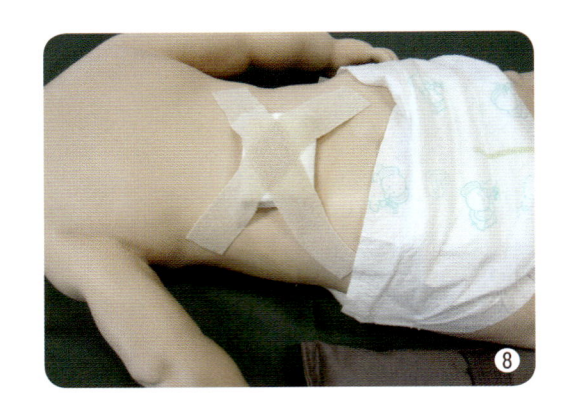

実施後

❶衣服を整え，部屋に移動する．

❷穿刺後は頭蓋内圧低下を避けるため，枕を外して1〜2時間は仰臥位安静とする．
　　　移動は水平移動とする．
　　　安静が保持できない子どもには，テレビや絵本，DVDなどを用いる．

❸検査の様子を家族に伝えて，家族とともに子どもの頑張りを褒める．

❹実施後，30分後，1時間後のバイタルサインを測定する．
　　　この際の観察項目は，穿刺部位からの出血や髄液の漏れ，顔色，脈拍，耳鳴り，頭痛，悪心・嘔吐，眩暈，下肢知覚異常，呼吸，血圧である．

Chapter 2　検査と処置の技術

5 骨髄穿刺（マルク）

　骨髄穿刺は，白血病，巨赤芽球性貧血，骨髄腫，がん転移などの血液疾患の診断，病態把握，治療効果の判定，骨髄内細菌学的検査など，骨髄液を吸引し諸種血球の生成状態や悪性腫瘍細胞の鏡検・骨髄像を調べるために行われる．腰椎穿刺と同様に侵襲が大きく，疾患によっては繰り返し行われる検査であるため，鎮痛・鎮静剤の使用の検討や，成長発達に合わせたかかわりが必要である．

必要物品

- 骨髄穿刺針
- 注射器（5ml）
- 局所麻酔薬（1％キシロカイン®薬）
- 局所麻酔用の注射器（10ml）および針（18G，23G）
- 血液凝固阻止剤（ヘパリン）
- スライドガラス，引きガラス
- ドライヤー
- 鎮静剤
- 消毒液
- 消毒含浸綿棒
- 滅菌覆い布
- 穴あき滅菌シーツ
- 滅菌ガーゼ
- 滅菌手袋
  医師が使用する．
- 未滅菌手袋
- マスク
- 膿盆
- 絆創膏
- 救急カート

※鎮静剤を使用する場合は，サチュレーションモニター，ジャクソンリース，酸素流量計，吸引セットを用意する．

具体的な手順

準　備

❶腰椎穿刺に準じて，準備を行う（p.46 参照）．

実　施

❶検査の介助をする．

❷子どもの体位を固定する．
　　腸骨は重要な臓器や血管を傷つける可能性が少なく，一般的で安全性が高い穿刺部位であり，乳幼児から学童まで広く選択される．
　　腸骨の穿刺を行う場合は腹臥位にし，お腹の下にバスタオルを丸めるなど，枕を作り挿入する．
　　穿刺時は介助者二人で両肩と両大腿部を抑制し，成長発達に合わせて子どもに言葉をかける．

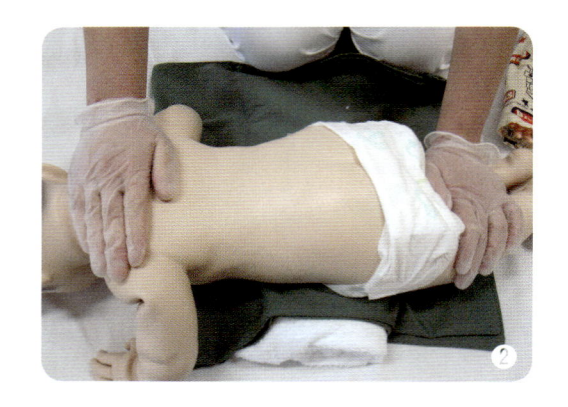

❸医師が，穿刺部位の消毒，局所麻酔薬の準備，ヘパリンの準備などを行うので，無菌操作で介助する．
　　今何をしているか言葉をかけ，髄液吸引時少し痛むが，数秒で済むので動かないように説明し，急な体動に注意する．

❹スライドガラスと引きガラスを用いて，採取した塗抹標本をドライヤーの冷気で乾燥させる．

❺抜針後，穿刺部位を消毒し，滅菌ガーゼで圧迫する．
　　出血傾向が強い場合は穿刺部を砂囊で圧迫する．

❻止血が確認できたら，絆創膏を貼り，沈子をあてて圧迫固定を行う．

実施後

❶ 衣類を整え，部屋へ移動する．
　　出血を防ぐため，抱っこ・車椅子・ストレッチャーで移動する．

❷ 穿刺後 30 分〜 1 時間は安静を保つ．

❸ 検査の様子を家族に伝え，家族とともに子どもの頑張りを褒める．

❹ 安静時間と経口摂取開始時刻を子どもと家族に伝える．

❺ バイタルサインと止血状態を観察する．
　　観察項目は，「腰椎穿刺」（p.48）を参照

Chapter 2 検査と処置の技術

6 心電図検査

　心臓の筋肉が全身に血液を循環させるために拡張と収縮（機械的活動）を繰り返すとき，微弱な活動電流（電気的活動）が発生する．心電図検査とは，その電気的活動の変化を波形として記録し，その乱れから病気の徴候を読み取ろうとするものである．
　適応は以下の通りである．

・不整脈，刺激伝導障害の判定
・心筋梗塞などの冠状動脈疾患，および心筋炎，心臓炎などの判定
・右左心房，心室肥大の判定
・薬剤の効果，または副作用の判定
・電解質代謝異常の判定
・内分泌疾患の診断
・外科的に手術適応可否決定の検査

　また，心電図検査には**表2-2**のような種類があるが，ここでは，安静時12誘導心電図について述べる．

表 2-2　心電図検査の種類

種類	概要
安静時12誘導心電図	四肢誘導，胸部誘導からなる最も基本的な心電図．侵襲性はない． 得られる情報：不整脈，心筋虚血，障害の有無など
ホルター心電図	携帯型の心電図記録器で長時間にわたる計測を行う．侵襲性はない． 得られる情報：日常生活でいつ起こるかわからない不整脈狭・心発作の発見
運動負荷心電図	運動により心血管系に負荷を与え，心電図をとる．侵襲性はない． 得られる情報：安静時はみられない潜在性の異常（労作性狭心症など）

必要物品

- 12誘導心電計
- 胸部電極
- 四肢誘導電極
- ケラチンクリーム
- タオル

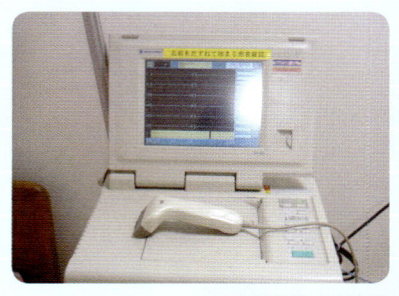

12誘導心電計

※子どもの状態や年齢に応じて，以下の物品を準備する
- お気に入りのおもちゃ（幼児），おしゃぶり（乳幼児）
  安静を保つために準備する．
- 酸素ボンベ，マスク，サチュレーションモニター
  移動時の急変に備えて準備する．
- リムーバー
  皮膚が脆弱な子どもの場合，テープや電極を剥がすとき，かぶれやすいため，刺激を最小限にするために使用する．

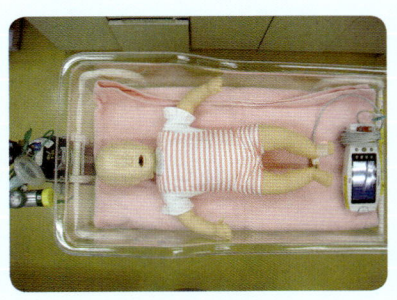

頭部側：酸素ボンベとマスク
下肢側：サチュレーションモニター

具体的な手順

検査前日

❶ 子どもと家族に検査の説明を行う．
　検査の目的・方法についてできるだけわかりやすく説明し，不安や緊張を緩和する．

検査前

❶ 検査前に排泄をすませるように説明する．乳幼児や幼児の場合は，あらかじめおむつを交換しておく．

❷ 腕時計やネックレスなどの金属類を外すように説明する．
　感電してしまうため外す必要がある．

❸ 必要な部位が露出できるように衣服を調節し，安静に臥床させる．
　正確な検査結果が得られるように，運動直後には検査を行わないようにする．
　プライバシー保護のため，不必要な露出を避ける．

❹ 鎮静剤を使用する場合は，鎮静作用を観察する．
　鎮静剤内服後はふらつき，眩暈が生じるため，転倒・転落防止に努める．

❺ 電極を貼付する際，貼付位置にテープなどがすでに貼付されている場合，可能な限りもとのテープなどをずらす．

❻ 室内環境を整える（室温調節やベッドの調節，電気器具類の除去）．
　筋電図や交流障害を避けるため，また，暑さによる発汗や寒さによる筋の収縮を起こさせないため調節する必要がある．

COLUMN

心電図室の様子

　心電図室には右の写真のようにおもちゃ等を準備し，子どもが安静を保てるような環境づくりを行う．
　乳幼児の場合には，コットに乗ったまま施行する場合も多い（「必要物品」内の写真を参照）．

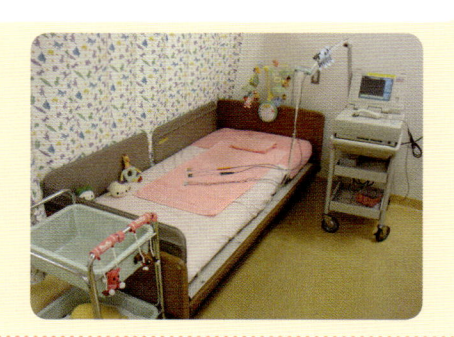

検査中

❶ 胸部と四肢にケラチンクリームを塗布し,電極をつける（表2-3, 4）.

表2-3 単極肢誘導

端子の色	装着部位
赤	右手首（右肩上部）
黄	左手首（左肩上部）
黒	右足首（右下腹部），アース用
緑	左足首（左下腹部）

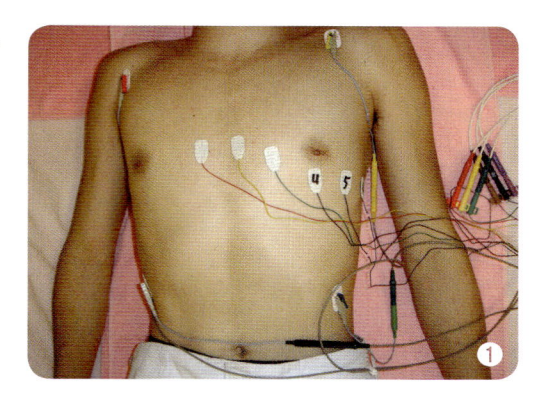

表2-4 単極胸部誘導

端子の色		装着部位	心臓の部位
赤	V1	第4肋間胸骨右縁	右室
黄	V2	第4肋間胸骨左縁	
緑	V3	V2とV4の結合線の中点	心室中間部付近
茶	V4	左鎖骨中線と第5肋間を横切る水平線との交点	
黒	V5	V4の高さの水平線と前腋窩線との交点	左室
紫	V6	V4の高さの水平線と中腋窩線との交点	

覚え方
① 単極肢誘導と単極胸部誘導の場合
　秋吉久美子と関口くん（あ　き　吉　く　み　こ　と　せ　き　ぐ　ち　くん）
② 単極胸部誘導の場合
　（ア　キ　ミ　ちゃん　国　試）

❷ 波形を記録しているときは，体動がないように言葉をかけたり，あやしたりして，安静を保つようにする.
　　動くことによる筋電図への影響や交流障害を避けるために安静を保つ.

❸ 検査中，バイタルサインの変動がないか観察する．特に鎮静剤使用時は注意して観察する.
　　バイタルサイン（血圧，脈拍，呼吸，体温，経皮的酸素飽和度），自覚症状（動悸，めまい，ふらつき，息苦しさなど）の有無を観察する.

COLUMN

安静を保つためのかかわり

　乳幼児の場合，右の写真のようにおしゃぶりやお気に入りのおもちゃ等を使用し，安静が保てるようにかかわる．

　また，検査中の安静を保つためには，授乳後や入眠時などに検査する必要がある．よって，看護師は検査室と連絡をとり，時間調整を行うようにする．

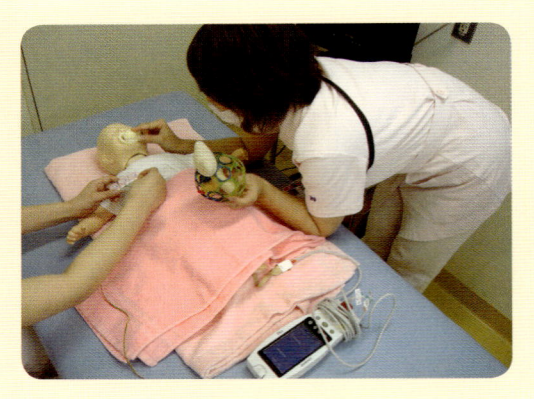

検査後

❶電極を外す．

❷電極のゼリーやクリームを除去し清拭する．

❸電極部の皮膚を観察する．

❹子どもに検査が終了したことを伝え，頑張ったことに対するねぎらいの言葉をかける．

❺鎮静剤を使用した場合，副作用の有無を観察し，安静を保つ．

Chapter 2 検査と処置の技術

7 超音波検査

　超音波は光と同じように直進および反射する性質を持つ．超音波が体内を直進すると，体内の構造物（臓器や組織）にあたって反射する．その反射波を画像として再構成し観察するのが超音波検査であり，そのためエコー（echo：反射波，反響の意）検査ともよばれている．
　適応は以下の通りである．

・腎臓，肝臓，脾臓などの病変
・先天性心疾患，後天性心疾患，心筋症
・治療効果の判定
・腫瘍の質的（内部性状）診断　　など

また，超音波検査には，表 2-5 のような種類がある．

表 2-5　超音波検査の種類

種類	目的
腹部超音波検査	体表よりアプローチし，肝臓・胆嚢・膵臓・脾臓・腎臓等の腹部の実質臓器や妊娠中の胎児の評価を行う．また，胃・大腸・虫垂等の描写にも用いられる．
心臓超音波検査	体表よりアプローチし，心臓・大血管の評価を行う．
頸部超音波検査	体表よりアプローチし，頸部の甲状腺・副甲状腺・頸動脈・頸静脈の評価を行う．
血管超音波検査	体表よりアプローチし，腹腔内の大動脈・大静脈や上肢・下肢の動脈・静脈の評価を行う．
乳房超音波検査	体表よりアプローチし，乳房の評価を行う．
経腟超音波検査	腟内よりアプローチし，子宮・卵巣等の女性器の評価を行う．

必要物品

- 超音波診断装置
- エコーゼリー
- バスタオル
- タオル

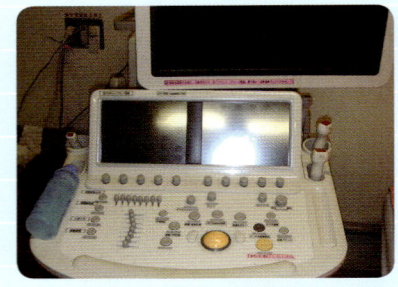

超音波診断装置

※子どもの状態や年齢に応じて，以下の物品を準備する
- お気に入りのおもちゃ（幼児），おしゃぶり（乳幼児），
  好きな映画のDVDなど（学童期）
   安静を保つために準備する．
- 酸素ボンベ，マスク，サチュレーションモニター
   鎮静剤を使用している場合，移動時や検査中の急変に備えて準備する．

具体的な手順

検査前

❶ 子どもと家族に検査の必要性，および無侵襲の検査であることを説明する．
   子どもの年齢に応じた説明（アセント）を行う．

❷ 必要時，事前に麻酔科・担当医師より鎮静剤の指示を受けておく．患者認証後，指示された時刻に鎮静剤を投与する．
   鎮静剤内服時は，副作用で呼吸抑制を起こす可能性があるため，呼吸状態を観察する．そのため，サチュレーションモニター管理を行う．

注意事項
- 腹部エコー・心臓エコー以外は，前処置は不要である．
- 上腹部（肝・胆・膵など）の検査は空腹時に行う．検査時刻を確認し，必要ならば食事時刻の調節し，子どもに伝える．
- 下腹部（子宮・卵巣など）の検査は膀胱充満時に行う（膀胱充満することで，

臓器が見えやすくなる)．最終排尿時間を確認し，骨盤腔の検査時には排尿前に検査できるようにする．排尿が自立し理解できる子どもならば，排尿を待ってもらう．
・心臓の検査は安静時に行うため，特に乳幼児は鎮静剤を内服させることがある．検査前には昼寝をさせないなど，寝不足にさせておく工夫をする．誤嚥を防ぐため，ミルクや食事は検査2時間前までに済ませるようにする．

検査中

❶子どもの安静が保てるように環境を整える．

❷子どもに応じたおもちゃ，おしゃぶり，DVDなどを用意する．

❸家族や看護師などがそばであやしたり，好きなおもちゃを持たせたりする．

❹追加内服指示があるときは，追加内服を準備する．

❺鎮静剤使用時は，呼吸状態やモニター値を観察し，体位などによる呼吸苦の有無など確認する．

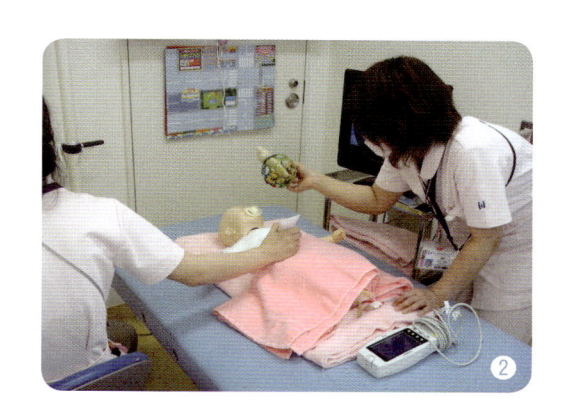

検査後

❶検査終了後，エコーゼリーをタオルで拭き取る．

❷子どもの状態を観察する．
　　鎮静剤が効いて，興奮したり，足元がふらついたりする危険性がある．転倒事故防止のため，覚醒するまで安静を保ち十分に観察する．

❸子どもに検査が終了したことを伝え，頑張ったことに対するねぎらいの言葉をかける．

❹衣服やモニター類を整える．

注意事項
・検査時に使用する鎮静内服薬について注意すべき点がある（次ページのCOLUMN参照）．

COLUMN

注意すべき鎮静内服薬

トリクロールシロップ（一般名：トリクロホスナトリウムシロップ）

　トリクロホスナトリウムとして，1回1〜2g（シロップとして10〜20ml）を就寝前や検査前に経口投与する．幼児，小児は年齢により適宜減量する．なお，患者の年齢および状態，目的等を考慮して，20〜80mg/kg（シロップとして0.2〜0.8ml/kg）を標準とし，総量2g（シロップとして20ml）を超えないようにする．慎重投与が必要な対象として，以下のような患者があげられる．

- 肝障害，腎障害のある患者：本剤は肝臓において加水分解され，トリクロロエタノールとなり，腎臓より排泄されるため，血中濃度の持続・上昇により副作用を増強する恐れがある．
- 呼吸機能低下している患者：呼吸抑制を起こす恐れがある．
- 小児：呼吸抑制を起こす恐れがある．
- 虚弱者：呼吸抑制を起こす恐れがある．
- 重篤な心疾患または不整脈のある患者：心機能抑制により症状増悪される恐れがある．

エスクレ®坐薬（一般名：抱水クロラール坐薬）

　抱水クロラールとして，小児では30〜50mg/kgを標準として，直腸内に挿入する．なお，年齢・症状・目的に応じて適宜増減するが，総量1.5gを超えないようにする．慎重投与が必要な対象として，以下のような患者があげられる．

- 肝障害，腎障害のある患者：本剤は肝臓において加水分解され，トリクロロエタノールとなり，腎臓より排泄されるため，血中濃度の持続・上昇により副作用を増強する恐れがある．
- 呼吸機能低下している患者：呼吸抑制を起こす恐れがある．
- 小児：呼吸抑制を起こす恐れがある．
- 虚弱者：呼吸抑制を起こす恐れがある．
- 重篤な心疾患または不整脈のある患者：心機能抑制により症状増悪される恐れがある．

アタラックス®P注射液（塩酸ヒドロキシジン注射液）

　静脈内注射の場合は，ヒドロキシジン塩酸塩として，1回25〜50mgを必要に応じて4〜6時間毎に静脈内注射するか点滴静注する．年齢，症状により適宜増減する．
　筋肉内注射の場合は，ヒドロキシジン塩酸塩として，1回50〜100mgを必要に応じて4〜6時間毎に筋肉内注射する．年齢，症状により適宜増減する．
　慎重投与が必要な対象として，以下のような患者があげられる．

- てんかんなどの痙攣性疾患：痙攣閾値を低下させることがある．
- 肝機能，腎障害のある患者：血中濃度半減期が延長した報告がある．
- 緑内障患者，狭窄性消化性潰瘍または幽門十二指腸閉塞など消化管運動低下している患者，不整脈を発現しやすい状態にある患者：抗コリン作用により症状が悪化する恐れがある．

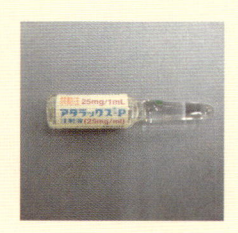

Chapter 2　検査と処置の技術

8　肝・腎生検

　子どもに対する肝・腎生検は，通常全身麻酔下で手術室にて行われることが多い．手術と同じように，術前にはインフォームドアセントやプレパレーションが行われ，子どもや家族の準備ができるようにかかわることが重要である．

　また，帰室してからは，安静保持や後出血の予防の視点を持った看護が必要となり，時には抑制が必要になることもある．子どもが納得して臨めるようなかかわりが重要である．

具体的な手順

術　前

① プレパレーションを行う．

② ベッドの準備を行う．

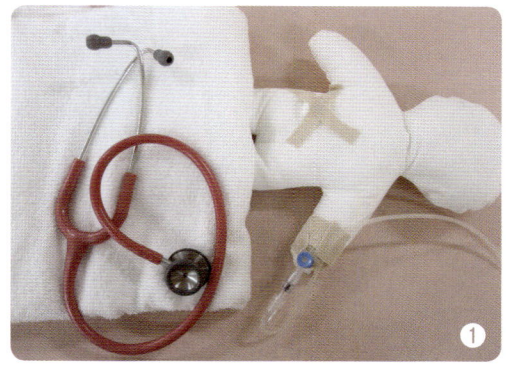

プレパレーションツールの一例

前　日

① 検査時刻と絶飲食や点滴施行の時刻を確認する．検査時刻によって変わるので，医師の指示を確認して行う．

② 子どもや家族に説明をする．

当　日

① 麻酔前投薬の指示があれば，指示時刻に投薬する．

② 前日説明した内容をもう一度伝えて，理解の程度を確認する．

❸家族とともに手術室へ移動し，手術室看護師へ申し送りを行う．

検査後

❶手術室看護師から申し送りを受け，病棟へ移動する．

❷安静についてもう一度説明し，理解の程度を確認する．

❸穿刺部の安静が保てない場合，子どもと家族に説明し抑制を行うこともある．

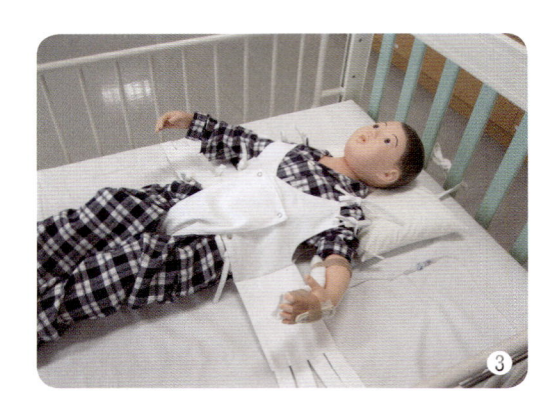

❹圧迫止血を行う．
　圧迫止血部分からの出血の増悪がないか確認する．圧迫固定のテープの下にフィルム材を貼るなどして，皮膚トラブルが起こらないように配慮する必要がある．

❺安静解除・圧迫止血解除について医師の指示を確認する．

❻安静中も楽しめるビデオや絵本などの遊びを提供する．

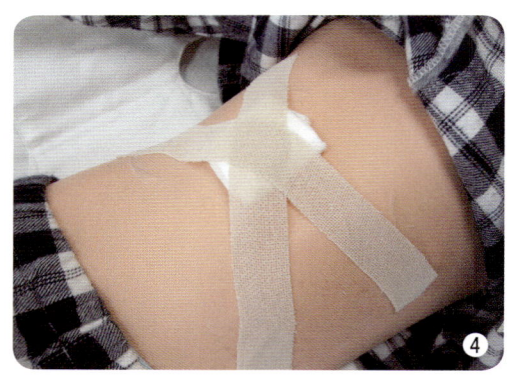

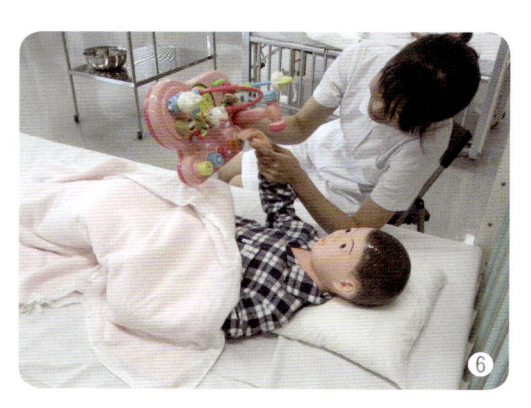

Chapter 3

治療処置の技術

　「子どもは小さな大人ではない」という言葉は小児看護にかかわる者であれば一度は耳にしたことがある言葉であろう．子どもは，身体的・精神的に成長の発達途上にあり，その特殊性は年齢・疾患によってもさまざまである．治療や医療処置においても，子どもがその必要性を理解し協力を得られる場面は少なく，看護師にとって多くの「わざ」が要求される．

　その一方で，子どもは予備能力が低く，急変したり症状が重篤化したりしやすい．そこで本章では，必要な処置を必要なタイミングで的確に安全に行うための看護技術を学んでいただきたい．

Chapter 3 治療処置の技術

1 導尿

　導尿は，脊髄疾患による神経障害や神経因性膀胱など二次的な神経障害に伴う排尿障害や，器質的障害に伴う排尿障害に対して，腎・尿道感染症の検査を目的として，無菌操作下で行われる．また，手術後の創部の汚染予防のため，一時的に尿道カテーテルを留置することもある．

　尿道へのカテーテル挿入は不快感を伴うだけでなく，清潔下で行わなければ人為的に感染を起こすことになる．また子どもは，二分脊椎などの場合，在宅で家族または本人による導尿が必要となるケースもある．処置にあたり，粘膜損傷，感染のリスクに注意しながら，子どもの体重，年齢，日常生活などの個別性に合った援助が必要である．

必要物品　一時的導尿の場合

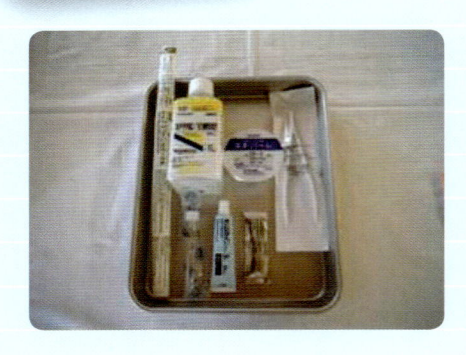

- ネラトンカテーテル
  サイズは COLUMN 参照
- 消毒薬
- 鑷子
- 消毒用綿球
- 潤滑油
  キシロカイン®ゼリーはショックを起こす危険性があるので避ける．
- 尿器（排尿カップ）
- バスタオル，手袋

※必要があれば検体提出用スピッツを準備する．

必要物品

留置カテーテルの場合

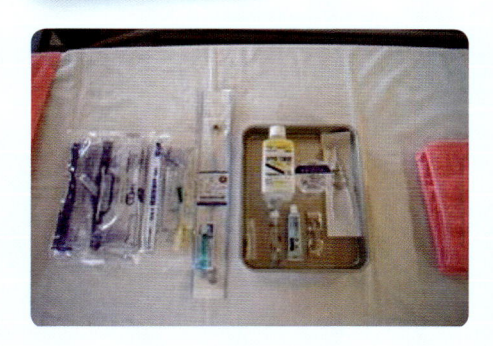

- フォーリーバルーンカテーテル
  サイズは COLUMN 参照
- 導尿チューブ
- 定量筒
- ウロガード®
- 消毒薬
- 鑷子
- 消毒用綿球
- 潤滑油
  キシロカイン®ゼリーはショックを起こす危険性があるので避ける．
- 注射器
- 滅菌蒸留水
- 輪ゴム，安全ピン
- バスタオル，手袋

※必要があれば検体提出用スピッツを準備する．

COLUMN

カテーテルのサイズ

- 新生児：4〜5Fr
- 幼児期：8〜10Fr
- 乳児期：6〜8Fr
- 学童期：10〜14Fr

具体的な手順

準備

❶ 必要物品を準備する．
　カテーテルは適切なサイズを用意する．

❷ 子どもの年齢に応じた処置の説明を行う．

実 施

❶ 体位を調整する．
　　男児の場合は，軽く下肢を開いた姿勢をとる．
　　女児の場合は，膝を曲げて足を開く．
　　子ども本人の協力が得られにくい場合は，体位の確保ができるように看護師2名で実施する．

❷ 清潔野を確保し，必要物品を取りやすい位置に配置する．
　　潤滑油はガーゼに出しておくとよい．可能であれば看護師2名で実施し，清潔操作を直接介助してもらう．

❸ 日常的手洗いを実施し，手袋を装着する．

❹ 鑷子を用い，陰部の消毒を行う（図3-1を参照）．

❺ 鑷子を用い，カテーテル先端に潤滑油をつけ，尿道口より挿入する．
　　男児の場合は，陰茎を垂直にし，尿が出るまでゆっくり挿入する．臥位の男児の尿道は，図3-2のように通常S字状になっているため，90度まで陰茎を持ち上げ挿入し，その後60度まで戻す．
　　女児の場合は，尿道口より4～6cm挿入する．

❻ 尿の流出により，膀胱内にカテーテルが挿入されていることを確認する．
　　一時的導尿の場合は，残尿がないことを確認してからカテーテルを抜去する．

❼ 子どもに痛みがないか確認しながら，注射器の蒸留水をゆっくりと注入した後，注射器を外す．

❽ カテーテルを抵抗のある（ひっかかる）ところまでゆっくりと抜き，カテーテルが膀胱内に固定されていることを確認する．

❾ カテーテルと導尿チューブを連結し，カテーテルをテープで大腿部に固定する．

❿ ウロガード®は，導尿チューブが折れ曲がったり，ねじれたりしないようにベッドサイドに固定する．この際，床に接触しないようにウロガード®の位置を調節し，定量筒は垂直になるように固定する．
　　現在は，定量筒付きウロガードを使用するようになっている．

⓫ 導尿チューブに輪ゴムと安全ピンを装着し，安全ピンでベッドのシーツに固定する．

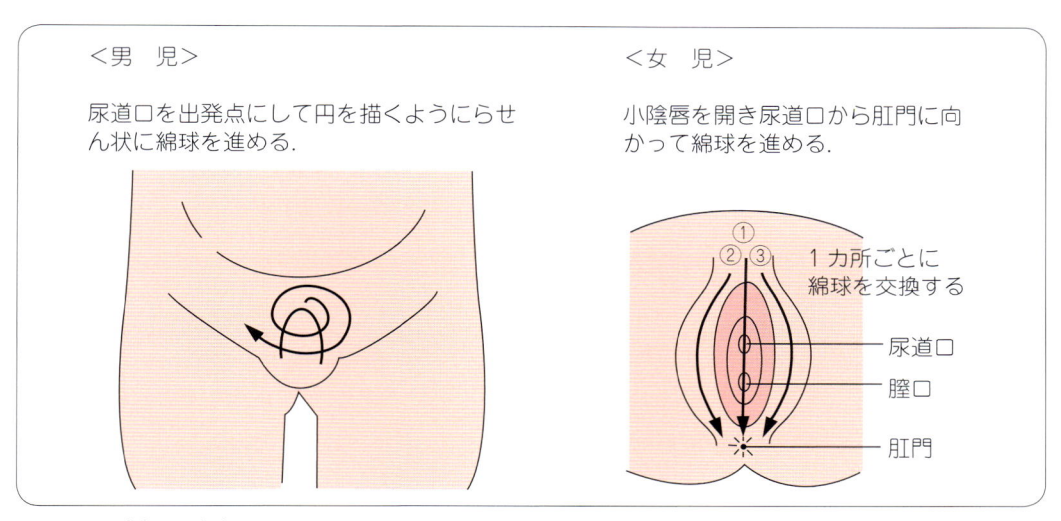

図 3-1　陰部の消毒

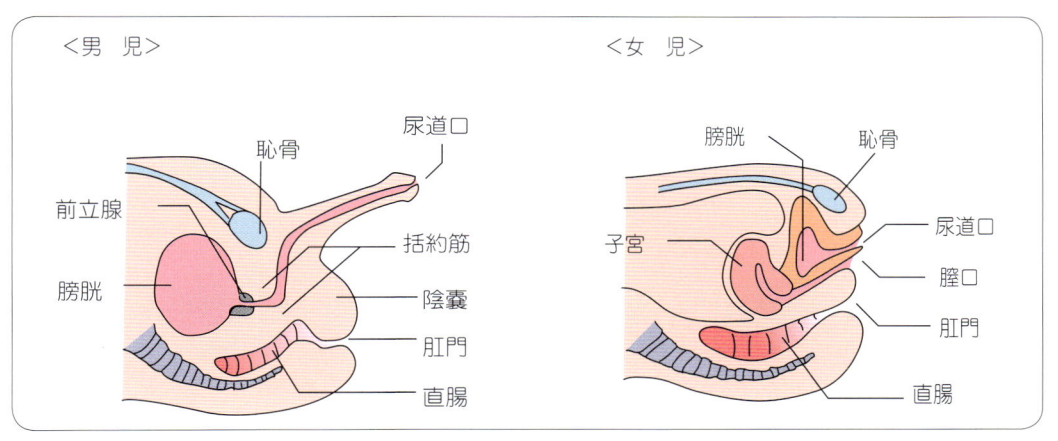

図 3-2　尿道付近の側断面

実施後

❶ 子どもに，頑張ってできたことに対するねぎらいの言葉をかける．

❷ 日常的手洗いを実施する．

❸ 実施の様子，尿の性状，色調，量などを記録する．

Chapter 3 治療処置の技術

2 輸 血

　輸血は，循環血液量の維持・血液の酸素運搬機能の改善・血液凝固因子補充・止血機能改善を目的に行われる．子どもの場合は，輸血量が少ないため，シリンジポンプなどを使用し，ゆっくり投与することが多い．輸血療法は適正に行われた場合きわめて有効性が高いが，副作用や合併症のリスクも高く，成長発達に応じて言葉でうまく伝えられない子どもに対しては全身状態の観察がより必要である．

必要物品

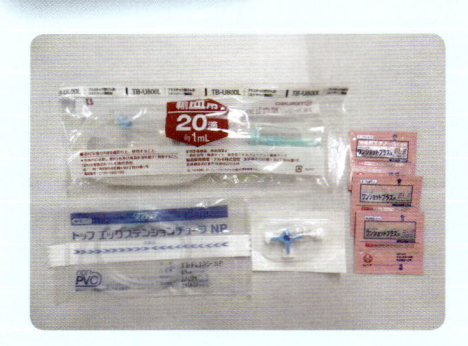

- 交叉試験済みの血液
- 輸血セット
- 三方活栓
- サチュレーションモニター
- 吸引セット
- 延長チューブ

※必要に応じて，シリンジポンプ，輸液セット，輸液ポンプ，ジャクソンリース，酸素量流計を準備する

具体的な手順

準 備

❶ 子どもと家族に輸血の説明を行い，同意書に承諾を得る．
　事故防止のため，各施設のチェックシステムにしたがって確実にプロセスを踏み，確認をしなければならない．

❷日常的手洗いをして物品を準備する．
　　必要に応じて，酸素などの準備も確実に行う．

❸医師の指示，輸血の患者名，血液型，輸血の種類と本数，ロット番号，有効期限，放射線照射済みであること，輸血バッグの破損や異常の有無を看護師二人でダブルチェックする．

❹輸血バッグに適切な輸血セットを接続する．必要量によっては輸血セットを通してシリンジポンプで吸い上げる．
　　血球に合った輸血セットを準備する．接続時，バッグを破らないように，針は確実に奥までしっかり差し込む．

❺副作用出現時の救急処置が行えるように，患者側に三方活栓・コネクターが接続されているか確認する．

❻サチュレーションモニターを装着する．

実　施

❶ダブルチェックをして輸血セットを子どもに接続し，輸血を開始する．
　　子どもの成長に合わせて，ライン固定・長さ，輸液ポンプの位置など工夫する．
　　原則として，単独末梢ラインから投与するが，子どもは血管確保が困難な場合があり，輸液と併用で投与することがある．配合禁忌薬剤との投与で結晶化する場合があるので，併用投与の際には注意が必要である．

❷輸血開始 5 分間は子どものベッドサイドを離れない．
　　子どもは副作用をうまく訴えられないことが多いので観察を十分に行う．
　　副作用出現時は輸血を中止し，医師に速やかに報告し，指示を受ける．
　　アレルギー症状が出やすい子どもは，前投薬がある場合もある．

❸輸血中の他，輸液量変更の指示を確認する．

❹輸血開始時，5 分後，15 分後，30 分後，1 時間後，2 時間後，以降適宜滴下速度チェックと副作用の観察を行う．

実施後

❶子どもと家族に終了したことを伝え,頑張ったことに対するねぎらいの言葉をかける.

❷輸血ルートを外し,終了確認を行う.
　各施設のチェックシステムにしたがって終了する.

❸輸血終了後も副作用が出現する可能性があるため観察を続ける.
　副作用によっては,輸血後数カ月経ってから発症する場合もあるため(表3-1),観察を長期に継続する.

表 3-1　輸血の副作用と観察ポイント

型	時期	副作用・合併症	観察ポイント
即時型	開始直前から10分の間に急激に出現	・血液型不適合 ・過敏反応(アレルギー,アナフィラキシー) ・発熱 ・溶血 ・敗血症 ・肺水腫	・静脈の熱感,悪寒,戦慄 ・呼吸困難,頻脈,胸内苦悶,乾性咳嗽 ・顔面紅潮,蒼白,チアノーゼ ・腹痛,腰痛,悪心,嘔吐,失禁 ・蕁麻疹,搔痒感 ・血圧低下,ショック状態 ・乏尿,無尿(急性腎不全) ・ヘモグロビン尿
即時型	開始直前から徐々に出現	・過敏反応,アレルギー ・大量輸血時反応 ・高カリウム血症 ・クエン酸中毒(低カルシウム血症) ・心不全 ・出血傾向	・発熱,顔面紅潮,口唇腫脹 ・搔痒感,発赤,発疹,浮腫 ・悪寒,低体温 ・呼吸困難,乏尿 ・手の痺れ
遅延型	しばらくして出現繰り返し輸血	・輸血後肝炎 ・輸血後移植片対宿主病(GVHD) 1〜3週間後に出現 ・輸血後紫斑病 ・輸血後感染	・倦怠感,発熱,黄疸 ・下痢 ・貧血,肝脾症 ・血小板減少

Chapter 3 治療処置の技術

3 酸素療法

　酸素療法は，低酸素状態に陥った組織に室内空気より高い濃度の酸素ガスを吸入し，動脈血酸素分圧（PaO_2）を上げ，組織への酸素供給を改善させること，低酸素血症による心拍出量の増加，呼吸数増加，肺血管収縮，赤血球増多などを改善させることを目的に行う治療である．さらに，人工呼吸器離脱後の補助として，組織のガス交換を助ける．

　酸素療法に用いる器具にはさまざまな種類があるが（**表3-2**），それぞれの特徴を理解し，患者の状況や状態に適した器具を用いる必要がある．ここでは，鼻カニュラおよび酸素ヘッドボックスについて述べる．

表3-2　酸素療法の種類と用いる器具

種類	用いる器具
低流量式	・鼻カニュラ（写真） ・簡易酸素マスク ・オキシアーム ・経皮気管内カテーテル
高流量式	・ベンチュリーマスク ・ネブライザー機能付酸素吸入装置（酸素ヘッドボックス含む）
リザーバ式	・リザーバ付きマスク（写真） ・リザーバ付き鼻カニュラ ・ペンダント型リザーバ付き鼻カニュラ

※リザーバシステムは基本的には低流量システムである．

酸素鼻カニュラ

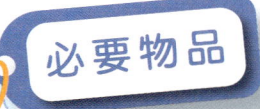

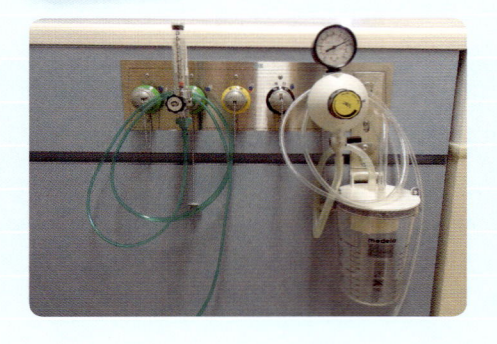

必要物品

- **酸素**
  中央配管または酸素ボンベ
- **酸素流量計**
  酸素量に応じて微量流量計
- **グリーンチューブ**
- **鼻カニュラ**
  S・M・Lのサイズがある
- **テープ**
  子どもに応じて皮膚かぶれしないタイプ
- **サチュレーションモニター**

※必要に応じて，アクアパック®ネブライザーを準備する．

具体的な手順

準 備

❶ 医師の指示にしたがい，必要物品を準備する．

❷ 子どもと家族に酸素療法の目的や方法について説明する．

実 施

❶ 酸素流量計を中央配管に接続する．
　必要に応じて，アクアパック®ネブライザーに酸素流量計を接続し，酸素中央配管に接続する．

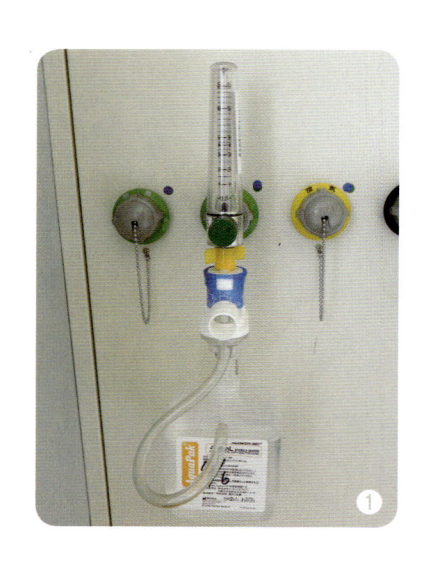

❷酸素流量計（またはアクアパック®ネブライザー）にグリーンチューブを接続する．

❸グリーンチューブの先を鼻カニュラに接続する．

❹**鼻カニュラを子どもの両鼻腔に装置し，カニュラの両脇を耳にかけるようにする．**
　　　耳にかけるだけでは外れてしまう場合，テープで固定する．乳幼児は耳にかけるだけで維持することが難しいため，テープ固定を行うことが多い．

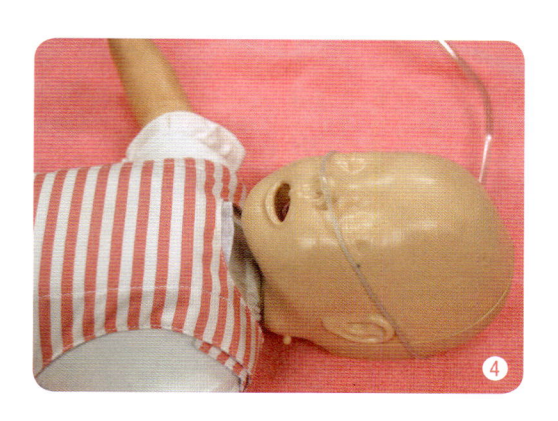

❺カニュラをテープにて固定する場合，皮膚損傷の有無を観察する．

注意事項
・カニュラの挿入部分が刺激になることがあるため，長さを鼻腔に合わせてカットして使用することがある．
・長時間にわたりテープ固定すると，刺激によって皮膚が損傷しやすい．適宜，テープの位置をずらす，ガーゼを当てる，ワセリンを塗るなどのケアをする．

酸素ヘッドボックス

必要物品

- 酸素　中央配管
- 酸素流量計
- アクアパック®ネブライザー
  またはインスピロンネブライザー
- 蛇管
- ヘッドボックス
  大・中・小のサイズがある
- 横シーツ
  またはバスタオル，ゴムシーツ
- 氷とビニール袋
- 肩枕用バスタオル，タオル
- 酸素濃度計
- サチュレーションモニター

※必要に応じて，身体拘束チョッキを準備する．

具体的な手順

準備

❶ 医師の指示にしたがい，必要物品を準備する．
　ボックスサイズは，子どもの頭部がすべて入るタイプを選ぶ必要があるため，身長・体重・体型などを把握しておく．

❷ 子どもと家族に酸素療法の方法について説明する．

実　施

❶ ベッドの頭部側を横シーツまたはバスタオルで覆う．
　ヘッドボックス内の氷や湿気などによりシーツが濡れてしまうため覆う必要がある．

❷ アクアパック®ネブライザー（または加湿器に蒸留水を水準位まで入れたインスピロンネブライザー）に酸素流量計を接続し，酸素中央配管に接続する．
　酸素のみでは気道が乾燥してしまうので，必ず加湿する

❸ アクアパック®ネブライザー（またはインスピロンネブライザー）に蛇管を接続する．
　加湿用の水が蛇管を逆流すると感染のおそれがあるため，注意が必要である．
　院内基準にしたがって定期交換を行う．

❹ ビニール袋に入れた氷をボックス内部に置く．
　氷を用いてボックス内の温度の上昇と曇りを防ぐ．

❺ 子どもの肩甲骨部に肩枕を入れる．
　気道を伸展させることで呼吸が楽になり酸素化しやすい．ただし，伸展させ過ぎると気道が扁平になり，呼吸の妨げになるので注意する．

❻ ヘッドボックスで子どもの頭部を覆い，蛇管をボックスの酸素供給口に接続する．
　酸素供給を効果的にするため，患者の頭部がすべて入る大きさのボックスを選ぶ．

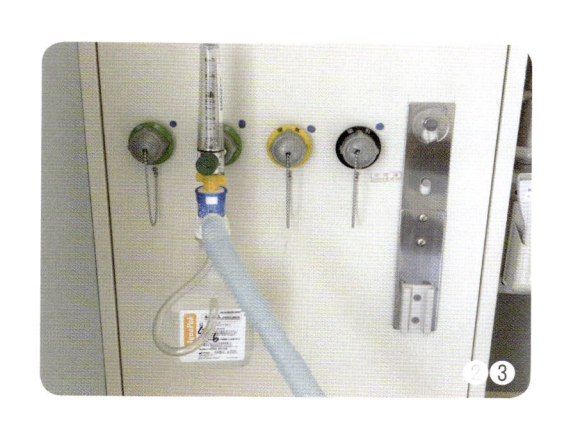

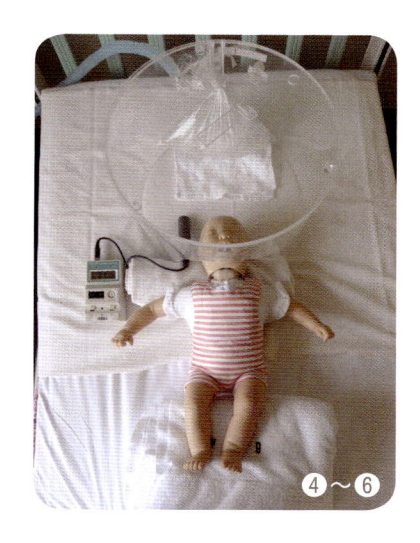

❼酸素指示量を確認した後，実際に酸素が流出することを確認する．

❽ネブライザー流出の有無と量を確認する．
　　　白い霧となり子どもの口元に出ていることを蛇管の先端で確認する．

❾酸素濃度計でボックス内の酸素濃度を確認する．
　　　ボックスから酸素が漏れている場合，実際に体内に取り込まれている量がわからないため，口元付近の濃度を測定する．

❿適宜蛇管の水滴を取る．
　　　逆流による汚染を防ぐため水滴を取り除く．

⓫適宜ビニール袋に入れた氷と湿ったタオルを交換する．
　　　ボックス内の温度の上昇と曇りを防ぐため交換が必要である．

4 浣腸

Chapter 3　治療処置の技術

　浣腸は，肛門から液体を注入することにより直接腸内へ機械的刺激を与え，排便を促す方法である．不快感を伴うだけでなく，学童後期および思春期の子どもにとっては羞恥心を伴う処置であり，実施環境への配慮，処置への理解を得ることが必要である．

必要物品

- グリセリン浣腸液
- ネラトンカテーテル
 グリセリン浣腸液の量に応じて，注射器とカテーテルを用いて実施する．注液量とカテーテルのサイズについては，下の COLUMN を参照
- 潤滑油
- おむつ

COLUMN　浣腸液の量とカテーテルのサイズ

- 体重あたりの注液量は 1〜2ml/kg で，
 新生児：5〜10ml，乳児：10〜20ml，
 幼児：20〜30ml，　学童：30〜50ml が目安となる．
- カテーテルのサイズは，
 新生児：7〜10Fr，乳児：9〜12Fr，
 幼児：10〜14Fr，　学童：12〜15Fr が目安となる．

具体的な手順

準 備

❶必要物品を準備する．
　浣腸液は 40 〜 41℃に温め，カテーテル先端まで満たしておく．

実 施

❶子どもの年齢に応じて処置の説明を行う．

❷左側臥位をとらせ，軽く膝を曲げた体位にする．
　協力が得られない場合は，体位の確保ができるように看護師2名で実施する．
　乳児の場合は，仰臥位のままでよい．

❸日常的手洗いを実施し，手袋を着用する

❹カテーテル先端に潤滑油をつけ，肛門に挿入する（挿入位置の目安は，下の COLUMN を参照）．
　乳幼児・学童期の子どもは体動が活発であり，予測できない動きをするため，挿肛の際には腸を傷つけないように注意する．

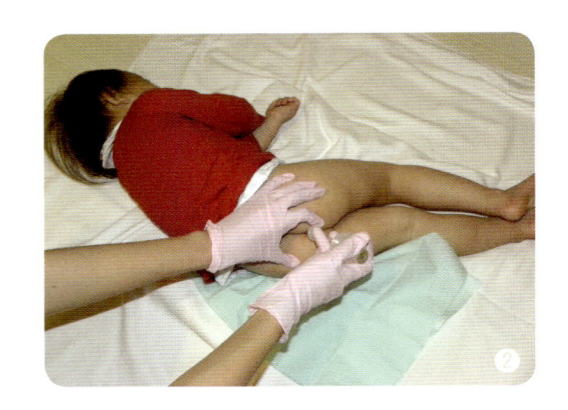

COLUMN

カテーテル挿入位置の目安

・乳児：3 〜 4cm，幼児：3 〜 6cm，学童：5 〜 6cm

❺ゆっくりと浣腸液を入れる．

❻入れ終えたら肛門を片手で押さえながらカテーテルを抜き，浣腸液を 3 ～ 5 分間貯留できるようにする．我慢できる子どもにはすぐに排泄しないように伝える．
　　幼児期の子どもは，浣腸液の注入後，反射によりすぐに浣腸液を排出してしまうので，軽く肛門を押さえる．

❼排便後，便の性状・量を観察する．

❽殿部の洗浄を行い，後片付けをする．

実施後

❶子どもに，頑張ってできたことに対するねぎらいの言葉をかける．

❷日常的手洗いを実施する．

❸浣腸を実施したことと，❼の内容を記録する．

Chapter 3 治療処置の技術

5 胸腔穿刺

胸腔穿刺は以下の目的で行われる．

- 胸腔内を陰圧（−3〜−7cmH$_2$O）に戻し，虚脱肺・部分的虚脱肺の再膨張を促すために，胸腔内に貯留した浸出液，血液，空気などを排泄する．
- 胸腔内に貯留している液体（浸出液，血液）の検査を行う．
- 貯留液による感染を予防する．

胸腔内は陰圧であり，穿刺により外気と交通することで肺の虚脱を助長することもあるため，注意を要する．ドレナージ中の幼児期・学童期の子どもの場合，遊びの動きによってドレーンが抜去する事故が起こらないように，固定の工夫，生活環境の工夫が必要である．

必要物品

- 胸腔穿刺針
  トロッカーカテーテル
  またはアスピレーションキット
- サチュレーションモニター
- 消毒液
- 滅菌覆い布
- 滅菌手袋
- 滅菌ガーゼ
- 局所麻酔薬
  1％キシロカイン®薬
- 局所麻酔用の注射器（10ml）および針（18G，23G）
- 鎮静剤
- 切開縫合キット
  メス，メスホルダー，ペアン鉗子，ハサミ，縫合針，持針器，縫合糸

※ドレナージをする場合は，J-VAC®ドレナージシステムまたはSBバック®，滅菌蒸留水，固定用絆創膏も必要となる．

具体的な手順

前処置

❶ 穿刺の2時間前に食事またはミルクを中止とする．
　局所麻酔薬・鎮静剤使用による悪心・嘔吐・呼吸抑制から誤嚥の可能性があるため，中止を確認する．

準 備

❶ 子どもと家族に処置について説明し，必要物品を準備する．

❷ 医師に局所麻酔の有無を確認する．
　子どもの年齢，全身状態によっては，人工呼吸器管理のもと処置が行われる場合もある．

❸ サチュレーションモニターを装着し，酸素吸入の準備を行う．
　鎮静剤によって呼吸抑制・気胸を引き起こし，呼吸状態が悪化する可能性があるため用意する．

実 施

❶ ベッドを平らにし仰臥位にしたうえで，穿刺側の上肢を挙上する．
　頭側から頭・肩・上肢を固定する介助者と下肢側から膝を固定する介助者が必要である．

❷ 防水シーツをベッドに敷く．
　ベッドのシーツ汚染を予防する．

❸ 清潔操作で術者に必要物品を渡す．

❹ 穿刺中は子どものバイタルサイン，一般状態，モニターの値に注意する．
　子どもは自分で痛みや苦痛を表現することが難しいため，十分に観察する．

❺ 医師が胸腔内にカテーテルを挿入後，内筒を抜いたらカテーテル鉗子でクランプする．
　クランプすることで，胸腔内が急激に陰圧になり気胸になるのを予防する．

❻ 排液の性状・量を観察し記録する．

❼ 抜針後，穿刺部の圧迫固定を行う．

実施後

❶子どもに，頑張ってできたことに対するねぎらいの言葉をかける．

❷バイタルサインの測定を行う．
　　　胸腔穿刺に伴う呼吸状態の改善，合併症の出現はないかを評価する．

❸防水シーツを外し，子どもの体位を整える．

❹後片付けを行う．

注意事項
- 胸腔穿刺により次のような合併症のおそれがある．
  ドレーン挿入時の肺損傷，肋間動静脈損傷による出血，横隔膜損傷，穿刺部の血腫，胸腔内感染，再膨張性肺水腫，咳嗽，胸痛，胸水の大量排液による低血圧性ショック．

COLUMN

胸腔ドレーン挿入中の観察ポイント

- バイタルサイン，呼吸状態
- 気胸，血胸，皮下気腫の有無
- X線によるドレーン位置の確認．胸水，無気肺の評価
- 排液の量，性状
- ドレーン挿入部の発赤，腫脹
- ドレーン固定…刺入部がガーゼまたはドレッシング剤にて保護されているか．ドレーンが最低2カ所でとめられているか．
- 指示圧と吸引圧
- エアリークの有無
- ドレーン挿入中は鉗子2本を常備し，事故抜去の際にすぐにドレーンをクランプできるようになっているか．

Chapter 3 治療処置の技術

6 腹腔穿刺

　腹腔穿刺は，腹腔内に貯留した浸出液，血液，分泌物などの排出や検査を目的として行われる．また，手術後の縫合不全予防や出血のモニタリングの目的でドレナージを実施することもある．

　腹腔穿刺を必要とする子どもは，横隔膜挙上に伴う呼吸窮迫や感染に伴う全身状態の悪化を来たしていることもあり，処置時の侵襲やその後の病態悪化に注意する必要がある．

必要物品

- **腹腔穿刺針**
  トロッカーカテーテル
  またはアスピレーションキット
- **血圧計**
- **消毒液**
- **滅菌覆い布**
- **滅菌手袋**
- **滅菌ガーゼ**
- **局所麻酔薬**
  1％キシロカイン®薬
- **局所麻酔用の注射器**（10ml）
  および針（18G，23G）
- **切開縫合キット**
  メス，メスホルダー，ペアン鉗子，ハサミ，縫合針，持針器，縫合糸

※ドレナージをする場合は，J-VACドレナージシステム®またはSBバック®，滅菌蒸留水，固定用絆創膏も必要となる．

具体的な手順

前処置

❶ 胸腔穿刺の2時間前に食事またはミルクを中止する．

❷ 排尿誘導またはおむつ交換を行う．

❸ 上腹部の穿刺では胃管による胃内の減圧の予防のために，下腹部の穿刺では膀胱穿刺予防のために，膀胱カテーテルの留置を行う．

❹ 大量排液，全身状態不良の子どもの場合は，あらかじめ血管確保されているため確認する．

準　備

❶ 子どもと家族に処置について説明し，必要物品を準備する．

❷ 医師に局所麻酔の有無を確認する．
　　子どもの年齢，全身状態によっては人工呼吸器管理のもと処置が行われる場合もある．

❸ 血圧計を装着し，持続的血圧測定ができるよう準備する．

実　施

❶ ベッドを平らにし仰臥位にしたうえで，上肢を挙上する．
　　介助者の一人は子どもの上肢を挙上し頭側から頭・肩・上肢を固定する．もう一人は下肢側から膝を固定する．

❷ 防水シーツをベッドに敷く．
　　ベッドのシーツ汚染を予防する．

❸ 清潔操作で術者に必要物品を渡す．

❹ 穿刺中は子どものバイタルサイン，一般状態，モニターの値に注意する．
　　痛みや苦痛の有無を十分に観察する．

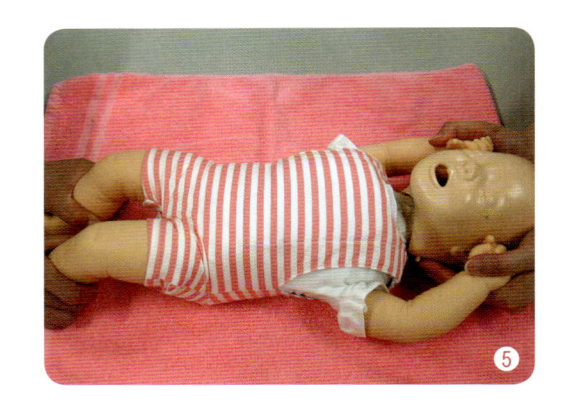

❺排液の性状・量を観察し記録する．

❻抜針後，穿刺部の圧迫固定を行う．

実施後

❶子どもに，頑張ってできたことに対するねぎらいの言葉をかける．

❷バイタルサインの測定を行う．

❸防水シーツを外し，子どもの体位を整える．

❹後片付けを行う．

❺24時間後，刺入部の圧迫を解除する．

注意事項
- 腹腔穿刺により次のような合併症のおそれがある．消化管損傷，膀胱穿刺，ショック，感染，穿刺部の血腫．
- 子どもの発達段階によっては，腹腔ドレーン挿入の必要性が理解できず，挿入部を触ったり，引っ張ったりして，感染や事故抜去が起こる危険性がある．
- 活動・遊びの制限がストレスを引き起こすこともあるため，生活環境の工夫が必要である．

COLUMN

腹腔ドレーン挿入中の観察ポイント

- バイタルサイン，呼吸状態
- 感染兆候の有無
- X線によるドレーン位置の確認
- 腹部エコーの画像変化
- 排液の量，性状
- ドレーン挿入部の発赤，腫脹
- ドレーン固定…ドレーンが引っ張られたり，屈曲していないか．
- ドレーン閉塞の有無（フィブリンが多い場合は適宜ミルキングを行う）

Chapter 3　治療処置の技術

7 皮内・筋肉注射

　注射は，消化管の影響を受けずに薬液を直接注入できるため，効果に即効性がある．しかし，子どもにとって注射は怖く痛い処置の一つであるため，なぜそれが必要なのかわかりやすく説明し，安全な処置が行えるように協力を得ることが必要な技術である．皮内注射，筋肉注射にはそれぞれの次の目的がある．

・皮内注射：アレルギーやワクチン感受性テスト，ツベルクリン反応をみる．
・筋肉注射：ホルモン剤や麻薬前投薬目的で用いられることが多く，薬液の吸収が速い．

必要物品

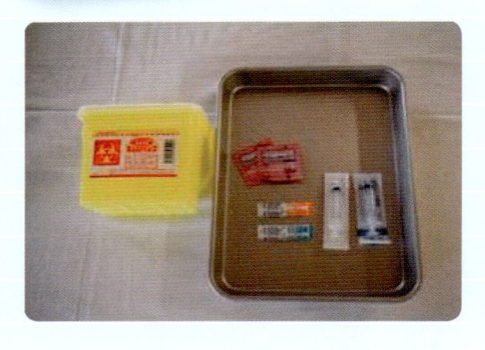

- 注射薬
- 注射針
  注射針のサイズについては，下のCOLUMNを参照
- 注射器
- アルコール綿
- 針捨てボックス

COLUMN

注射針の選択

・筋肉内注射：23〜25G
・皮内注射：26・27G

皮内注射

具体的な手順

準 備

❶医師の指示と処方箋の確認を行う．

❷子どものアレルギーを確認する．

❸日常的手洗いを実施し，処方箋をもとに薬液の準備を行う．

❹子どもの発達段階に応じた説明を行う（家族にも説明する）．

実 施

❶注射部位を選択し（p.89のCOLUMNを参照），必要に応じて抑制を実施する．

❷アルコール綿を用いて注射部位を消毒を実施する．

❸注射を実施する（図3-3）．
　注射器を持たないほうの手で皮膚を進展させ，皮膚と平行に近い形で針を刺入する．
　必ず注射器の内筒を引いて血液の逆流がないことを確認する．

❹抜針する．
　マッサージは行わない．

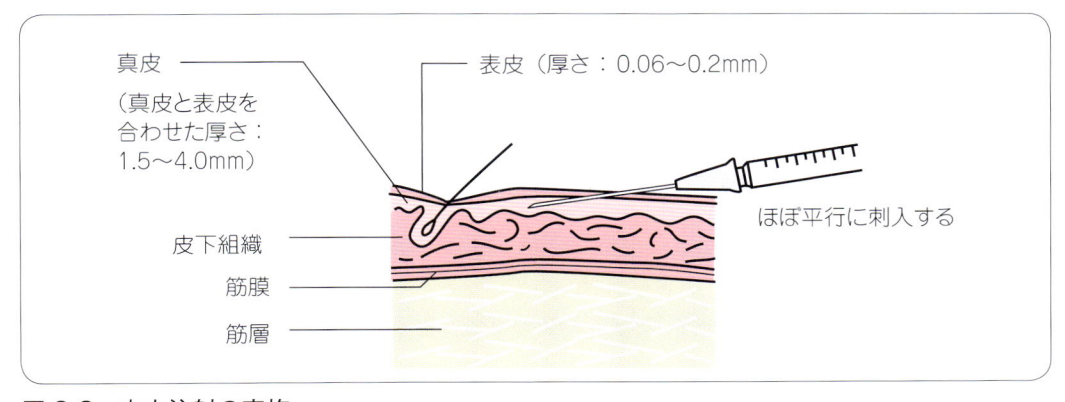

図3-3　皮内注射の実施

> 実施後

❶子どもに，頑張ってできたことに対するねぎらいの言葉をかける．

❷後片付けをする．

❸薬液・対照液注射後，双方の区別ができるようにマーキングする．

❹判定時刻になったら医師に声をかけ，判定結果を記録する．

筋肉注射

> 準　備

❶〜❺皮内注射に準じて，準備を行う（p.87 参照）．

> 実　施

❶注射部位を選択し（p.89 の COLUMN を参照），必要に応じて抑制を実施する．
　　三角筋の場合は座位，臀部の場合は腹臥位とする．

❷アルコール綿を用いて消毒を実施する．

❸注射を実施する（図 3-4）．
　　注射器を持たないほうの手で注射部位をつまみ，針を 90°または 45°の角度で刺入する．
　　血液の逆流・しびれがないことを必ず確認する．

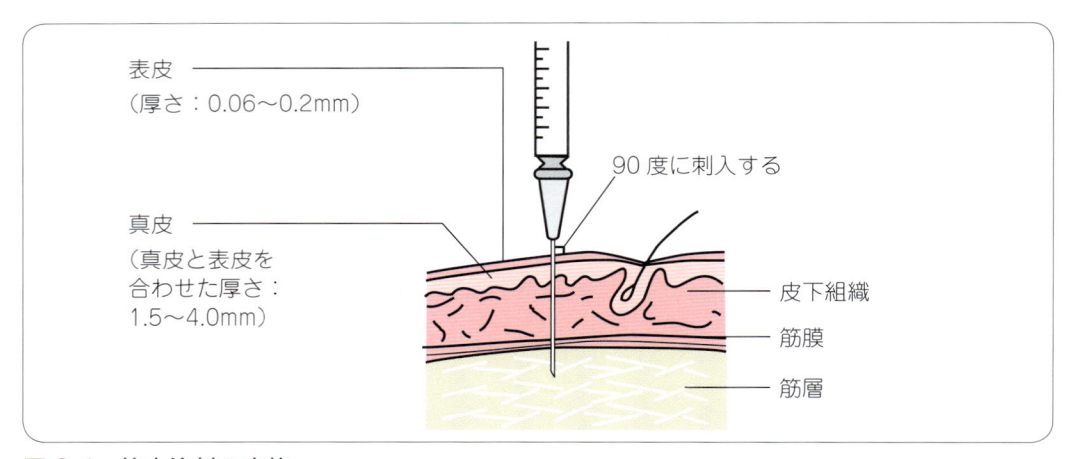

図 3-4　筋肉注射の実施

❹**抜針する.**

抜針後,薬液の吸収を促進するためマッサージする.

実施後

❶子どもに,頑張ってできたことに対するねぎらいの言葉をかける.

❷後片付けをして,実施の様子を記録する.

> **COLUMN**
>
> #### 注射部位の選択
>
> 　子どもの筋肉注射の実施部位は大腿外側広筋がよいとされている.中殿筋は坐骨神経,上殿皮神経,上殿動脈を損傷するリスクが高い.三角筋は橈骨神経と隣接しており,また乳幼児の三角筋は発達していない.

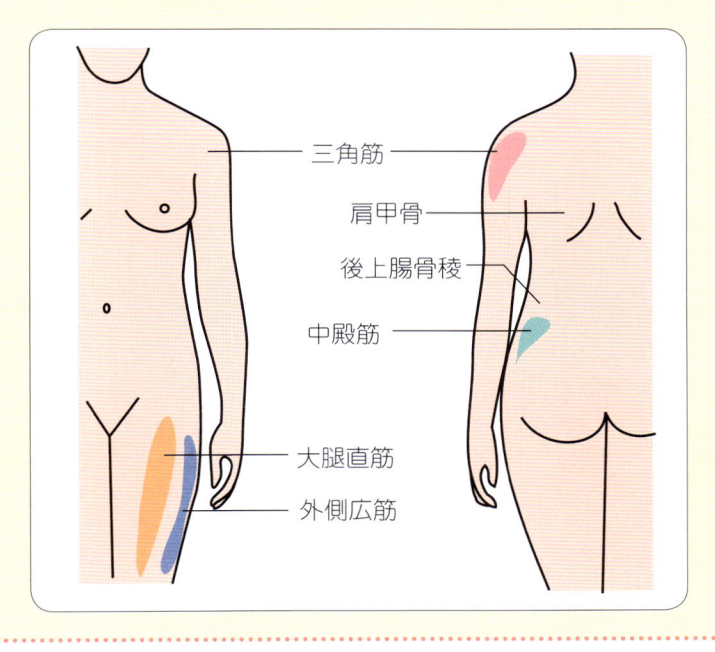

Chapter 3 治療処置の技術

8 外用薬

　成長発達過程にある子どもはセルフケアが困難な場合が多く，さまざまな与薬を看護師が行う必要がある．内服や注射薬以外に，外用薬を用いることも多く，薬剤をまだ経口で摂取できない年齢の子どもには坐薬がよく用いられる．また，子どもは皮膚が脆弱でありスキントラブルを起こしやすいため，軟膏処置もよく行われる看護技術の一つである．

　いずれも成長発達に合わせた説明を行い，正しい知識と技術のもとで実施することが，子どもの安楽と高い治療効果につながる．

坐　　薬

必要物品

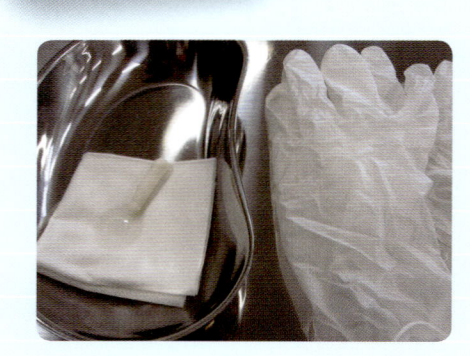

・処方された坐薬
・潤滑油
・未滅菌手袋
・膿盆
・ガーゼ

具体的な手順

準 備

❶ 指示内容を確認する（患者名・薬剤名・薬用量・時間・方法）.
　子どもの場合は，必要な量を図のようにカットして使用する場合もある.

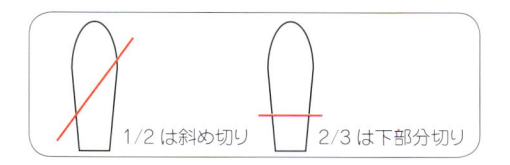

　　　1/2 は斜め切り　　2/3 は下部分切り

❷ 日常的手洗いをする.

❸ 必要物品を準備する.

❹ 子どもの氏名確認と，子どもと家族への説明を行う.

❺ 排便を促す目的で実施する坐薬でない場合は，排便の有無と時刻を確認してできるかぎり排便を済ませておく.

❻ 子どもの体位を整える．乳児，幼児期前期児の場合は仰臥位にする．幼児期後期以降の患者は左側臥位にして軽く膝を曲げる．
　羞恥心を軽減できるように，バスタオル，スクリーンなどをかけて不必要な露出を避ける．

実 施

❶ 未滅菌手袋を着用する.

❷ 坐薬底部を持ち，先端に潤滑油を付ける．
　ガーゼに円滑油を出して，そこに坐薬先端を付ける方法もある．

❸ 左手で臀部を開き，肛門に坐薬をあて，右手で静かに挿入する
　挿入時に腹圧がかからないように息を吐いてもらうか，「あー」と声を出してもらうこともある．また，風車のおもちゃを利用することもある．
　仰臥位で挿入する際は，股関節脱臼を防ぐため足を持ち上げない．

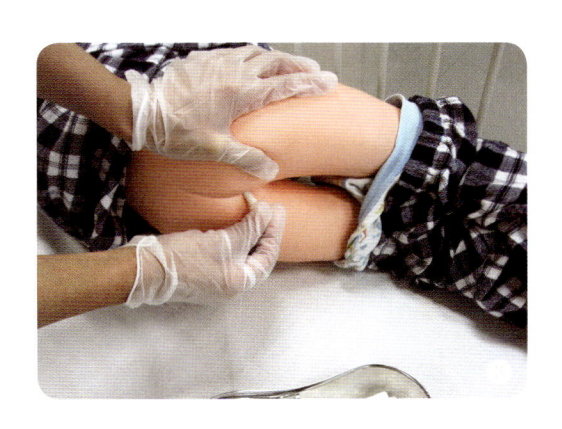

❹挿入後は肛門部を閉じるように1分ほど押さえる
　　　肛門から坐薬が押し出されてこないことを確認する．

❺子どもに終了したことを説明し，手袋を外して膿盆に入れる．
　　　坐薬を入れた手で，衣類などを触らないように注意する．

❻子どもに，頑張ってできたことに対するねぎらいの言葉をかける．

❼説明を理解できる年齢であれば，排便を30分間は我慢するよう伝える．

❽子どもの体位・寝衣・衣類を整える．

実施後

❶使用した物品を片付ける．

❷与薬したことを記録する．

❸10分ほどしたら，坐薬が排便とともに出ていないか確認する．
　　　坐薬が排泄されてしまったら，時間と排泄された坐薬の大きさなどを観察し，再与薬を医師に相談する．

軟膏塗布

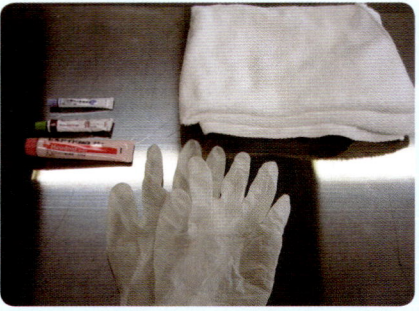

必要物品

・処方された薬剤
・未滅菌手袋
・バスタオル

※必要に応じて，軟膏へら，チュビファースト®，ミトンを準備する．

具体的な手順

準 備

❶ 医師の指示内容を確認する．

❷ 室温を調節する．

❸ 日常的手洗いをする．

❹ 薬剤と必要物品を準備する．

実 施

❶ 前回使用した軟膏があれば除去し，皮膚の汚れと分泌物を落とすため，入浴，清拭などを行う．

　　脂溶性軟膏を除去する場合には，オリーブオイルなどを使用することもある．
　　皮膚の露出を最小限にし，バスタオルで保温に努める

❷ 患部の皮膚状態や変化を観察する．

　　搔破痕がある場合には，どのようなときに痒いのかなど確認し，対処法について説明する．

❸ 処方された薬剤と子どもの氏名を確認する．

❹ 子どもの発達段階に合わせて説明する．

❺ 手洗い後に未滅菌手袋を着用し，左手背または左手指にあらかじめ必要量の薬剤を用意し（次頁，写真A），塗布したいところに点在させ手指で塗り，範囲が広い場合は手掌全体で伸ばして塗布する（次頁，写真B）．

　　患部に触れた手で薬剤を取らないようにする．
　　成人の示指第一関節分の量が約0.5gである．特に指示がない場合は，0.5gの薬剤を成人の手のひら2枚分くらいの範囲に塗ると適量である．

❻ 必要時，塗布部を保護する．

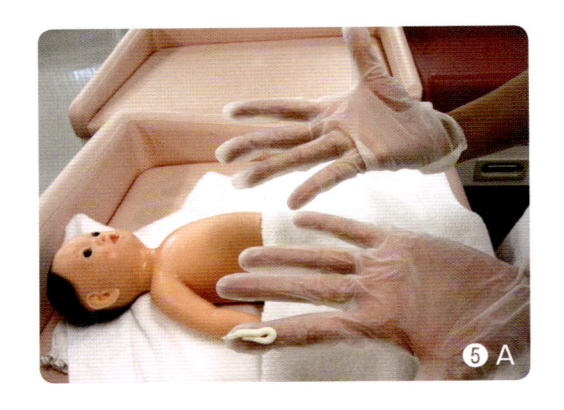

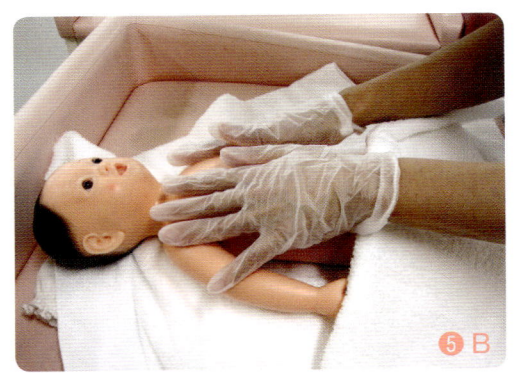

❼手袋を外して手を洗い，子どもの衣類を整える.

> 四肢の場合は，軟膏が落ちないように衣類の袖や丈を工夫する.
> 皮膚が露出する場合は，チュビファースト®などの包帯を使用する.
> 掻破しないようにミトンを装着することもある.

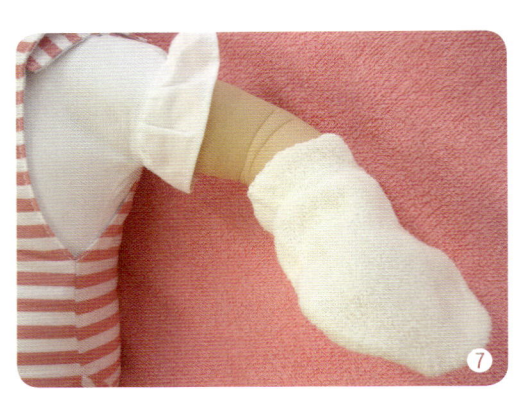

実施後

❶使用した物品を片付ける.
> 軟膏の蓋や使用した未滅菌手袋などを子どものベッド上や手の届くところに置かないように留意する.

❷軟膏塗布したことと皮膚の状態を記録する.

Chapter 4

日常生活援助技術

　治療や処置を伴わない日常生活援助を通した看護師のかかわりは，入院中の子どもとのコミュニケーションの場として大切である．楽しい雰囲気の中で援助することで，子どもとの信頼関係も生まれる．子どもにとって日常生活は，成長発達に合わせた基本的生活習慣の獲得の場であるため，子どもの成長発達段階を的確に評価し，入院による影響を最小限にするための継続的で個別性のあるかかわりが必要である．

　日常生活援助を通した家族とのコミュニケーションも重要である．退院後の生活や子どもへの思いを表出しやすい場となり，より個別性のある情報収集と看護展開の場となるからである．その場では，これまでの家族の育児方針を尊重し，入院による影響を相談しながら援助方法を考えていく必要がある．また，家族が負担にならない程度にケアへの参加を促すことで，親子関係の構築をする場，ケアを通した具体的な育児指導をする場にもなる．

　入院中の子どものその時の生活を考えるだけでなく，その後の成長発達まで見据えることが重要であるといえる．疾患の知識とともに成長発達に関する知識を身に付けたうえで，日常生活援助を提供する看護技術を学んでいただきたい．

Chapter 4　日常生活援助技術

1　プレパレーション

　プレパレーションとは，子どもが入院生活や医療処置を受ける際に直面したり，体験したりするであろう心理的混乱・不安・緊張に対して，事前に説明して準備や配慮をすることによってそれを最小限にし，その子なりに乗り越えていけるように子どもの対処能力を引き出すかかわりをすることである．プレパレーションの目的は以下の3点である．

・子どもに正しい情報を伝えること
・子どもの気持ちを表出させて受け止めること
・心理的準備を通してスタッフとの信頼関係を築くこと

　プレパレーションを通して，入院中に直面する「されること」から「すること」へ，「選べないこと（制限・禁止）」から「自分で選ぶこと」へ，「知らないこと」から「知っていること」へ，「知っているけど嫌なこと」から「自分で乗り越えること」へと子どもが自主的に行動できるようになるための援助をすることが大切である．また，これらのかかわりを通してアセント「子どもからの同意」を得ることが必要である．

> **COLUMN**
>
> ### インフォームド・コンセントとアセント
>
> 小児看護では家族に対するインフォームド・コンセントだけでなく，子どもへのアセント（子どもからの同意）が必要である．アセントの実践には以下の四つの要素が必要である．
> ① 子どもが発達に応じて適切に知ること・気づくことができるように援助する
> ② 検査や処置でなされることを話す（これから何が行われて，自分はどうすればよいのか）
> ③ 子どもが状況をどのように理解しているか，また受け入れることに影響を及ぼすことはないかアセスメントする
> ④ 最終的に子どもが自発的にケアを受けようという気持ちを引き出す．決して子どもをだましてはいけない

プレパレーションには,「アメニティ」「アセスメント」「プレイプレパレーション(説明)」「ディストラクション(注意喚起法)」「ポストプロシージャープレイ(処置後の遊び)」がある.

事前の準備や配慮

アメニティ

子どもが恐怖感や不安を持たず,また子どもが興味関心を持てるような環境となるように工夫する.壁,カーテン,寝具,子どもの目線の床や壁の低い位置の模様,天井や壁の上部の模様,飾り付けなどを工夫して心地よく楽しい空間を作る.

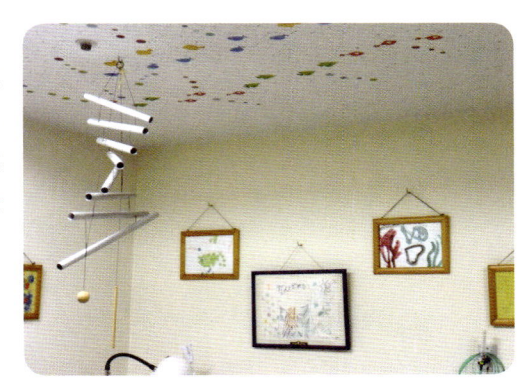

アセスメント

この際のアセスメントは,どのようにすればその子どもなりの理解が得られるか,その方法や工夫を選択するために行う.子どもが安心して感情表現できるように遊びを通してかかわり,また,家族が安心して不安や悩みを相談できるように親子の信頼関係を築けるよう留意する.具体的なアセスメント項目は以下の通りである.

- 年齢・発達段階(認知力・理解力・表現力の程度)
- 主な性格・特性
- これから受ける処置や自分の状況をどの程度理解しているか
- これから受ける処置を経験したことがあるか,またその時の反応がどうだったか
- 怖いと感じるものは何か(例:注射針・白衣・処置室など)
- 興味・関心を持っている遊びやお気に入りのものは何か
- 家族は子どもがこれから受ける処置や状況をどこまで理解しているか
- 家族は子どもにどのように,どの程度説明しているか
- 家族は子どもがどの程度理解していると考えているか
- 家族はこれから受ける処置に対して,子どもにどんな反応が起こると考えているか

医療処置前のケア

いつ： プレパレーションは，処置前日の午後や当日の朝，また，子どもが知りたいと思ったときに行う．プレパレーションから処置までの時間が長すぎて不安が大きくなったり，短すぎて心の準備ができなかったりすることがないように，子どもに合わせたタイミングを見つけて行う．

どこで： ベッドサイドや面談室など子どもが安心して落ち着くことができ，1対1で向き合える場所で行う．子どもの集中が途切れてしまわない環境とケアが望ましい．

だれに： プレパレーションは，子どもと家族が対象となる．家族の不安を取り除き，家族と一緒に子どもの理解を支えていくことが重要である．

内容： これから何が起こり，何をされるのか真実を伝えて子どもの誤解を訂正する．子どもがしなくてはいけないこと，してもよいこと，してはいけないことを具体的に説明する．（例：子どもの体勢，持っていたいおもちゃ，医師がすること，看護師がすること，◯◯ちゃんがすることの役割，その子が不安に思っていることなど）

プレプレパレーション

プレプレパレーションは，医療処置について子どもの心の準備ができるように，「どのような経験をするのか」について意図的な遊びを通して説明する．人形や道具を使ったシミュレーションや絵本や写真を使って「見る」，実際の音を「聞く」，道具を「触る」，匂いを「嗅ぐ」といった感覚を通した経験をすることで子どもの理解を促す（p.100，表4-1）．

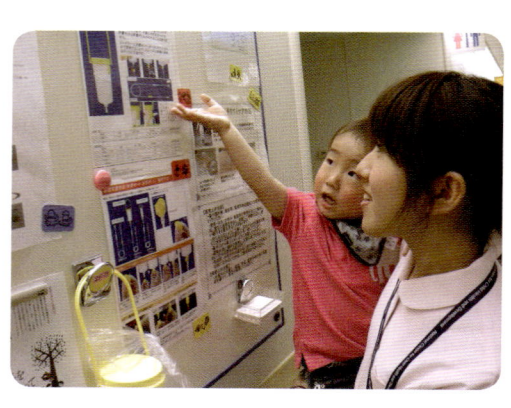

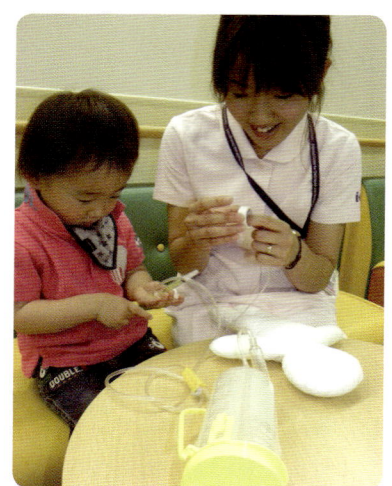

医療処置中のケア

　医療処置に子どもが一緒にいてほしいと思う人がそばにいられるようにすると頑張れる場合もある．家族などが同席する場合は抱っこしてもらう，手をつないでもらう，そばにいてもらうなどどのように同席してもらうことがよいか検討する．

　医療処置中は，子どもに処置の進捗を伝える．処置の途中で子どもが「イヤ」「待って」と言う場合は心の準備ができていない場合が多いため，その気になる，覚悟ができるまで待ったり，覚悟ができるように区切りをつけたりして，子どもが自主的に医療処置へ参加できるように促すことも重要である．

ディストラクション（注意喚起）

　子どもの五感を刺激したり，好きなもの，興味を引くものを使って気をそらしたりしながら処置を行うことで恐怖心や不安を軽減する（例：ビデオを見る，おもちゃで遊ぶ，一緒に数を数えるなど）．その際，ディストラクションで使用したおもちゃをその後もさまざまな場面で遊びに用いるようにして医療処置との関連を打ち消すことも大切である．

医療処置後のケア

　処置が終わったことを子どもに伝え，頑張ったことを褒める．処置中，処置後の子どもの様子や反応をアセスメントする．

ポストプロシージャープレイ（処置後の遊び）

　会話や人形を使ったごっこ遊びを通して，子どもが受けた処置の振り返りや感情の表現ができるようにする．

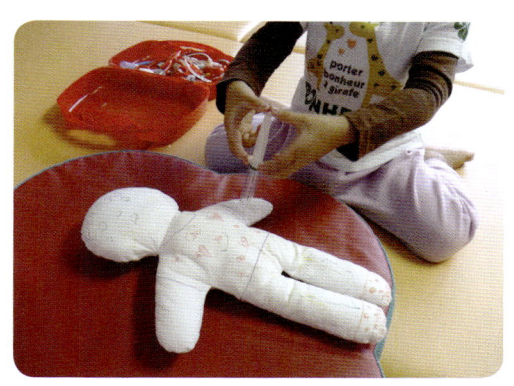

表 4-1 発達段階別プレパレーション

	対象	プレパレーションツール	内容	留意点
乳児期，児期前期（0〜2歳）	家族	・DVD ・タブレット型コンピュータ ・パンフレット ・プレパレーションブック	・解剖生理を含め，処置が身体に影響を及ぼす仕組み ・処置を受けなければならない理由 ・手順 ・体勢 ・家族の役割 ・気をつけなければならないこと	子どものお気に入りのおもちゃなど，触っていたり手に持っていたりすると落ち着くものはないか家族に聞いておく
幼児期後期（3〜5歳）	子どもと家族	・DVD ・タブレット型コンピュータ ・絵本・おもちゃの医療器具，実物の医療器具，人形を用いた病院ごっこによるデモンストレーション	・体勢 ・子どもの役割（しなければならないこと，してはいけないこと） ・感覚情報（実際に医療器具を触ってみる，匂いを嗅いでみる） ・子どもの感情表出を促し，子どもの気持ちを受け止め，励ます．誤解している場合は誤解を解く	何かを握る，何かを持っていく，呼吸を合わせるなど具体的な処置に対する対処方法を提示し，どのような方法であれば対処できるかについて子どもや家族と一緒に考える

（次頁へ続く）

学童期 （6～11歳頃）	子ども 子どもと家族 （同席の有無は子どもが選択する）	・DVD ・タブレット型コンピュータ ・絵本 ・医療器具と臓器や骨など身体の内部が描かれている人形を用いたデモンストレーション・プレパレーションブック	・解剖生理を含め，処置が身体に影響を及ぼす仕組み ・処置を受けなければならない理由 ・手順 ・体勢 ・子どもの役割 ・感覚情報（実際に医療器具を触ってみる，匂いを嗅いでみる）	何かを握る，何かを持っていく，呼吸を合わせるなど具体的な処置に対する対処方法を提示し，どのような方法であれば対処できるかについて子どもや家族と一緒に考える
思春期 （11歳頃以降）	子ども 子どもと家族 （同席の有無は子どもが選択する）	・DVD ・タブレット型コンピュータ ・パンフレット ・プレパレーションブック	・解剖生理を含め，処置が身体に影響を及ぼす仕組み ・処置を受けなければならない理由 ・手順 ・体勢 ・子どもの役割 ・気をつけなければならないこと	子どもの望む方法を把握して，処置時にはその方法で行うことを約束する

Chapter 4　日常生活援助技術

2 食　事

　子どもが，成長過程や消化・吸収機能の発達に合わせて食事内容や与え方を変化させなければならない．また，子どもは食事を楽しく摂取することで心理的な安定や満足感が得られるため，基本的な食事習慣を獲得するため，その配慮が大切である．

授乳（哺乳瓶を使用する場合）

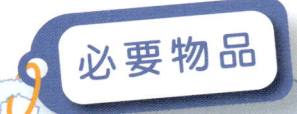

必要物品

- 調乳ミルクまたは母乳
  アレルギーの有無，治療上の摂取制限等を確認する
- 哺乳瓶，乳首
  発達や好みに合わせて，必要量が10〜20分で飲める種類を選ぶ
- 口拭き用ガーゼハンカチ

具体的な手順

準　備

❶子どもの全身状態を観察し，必要であれば鼻汁の吸引やおむつ交換をする．
　乳児は鼻呼吸であるため鼻閉があると哺乳できない．また，おむつが汚れていると哺乳が進まないことがある．

❷日常的手洗いをし，調乳ミルク，または母乳が入った哺乳瓶に乳首をセットする．自分の前腕の内側にミルクを滴下して適温（37〜40℃）になっているか確認する．
　調乳して時間が経過したミルクや温め直したミルクは細菌が繁殖している可能性があるので使用しない．

❸子どもを斜め立て抱きにして首もとにガーゼハンカチをあてて体位を整える．

❹乳首を口角に触れさせて，口を開けたら舌の上に乳首が乗るように深くくわえさせる．

❺吸啜力や呼吸状態を観察しながら哺乳させる．
　哺乳中は目を見つめ，言葉をかけてコミュニケーションを図る．

❻哺乳後は立て抱きにして，看護師の肩に子どもの顎を乗せて背中をさすり，排気させる．
　排気できなかったときは吐乳時の誤嚥防止のためベッドを挙上して右側臥位で寝かせる．

❼全身状態，吐乳，溢乳の有無を観察し，入眠を促すために排泄があればおむつ交換をする．

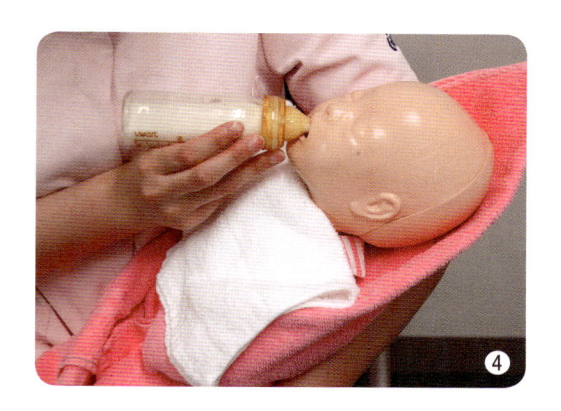

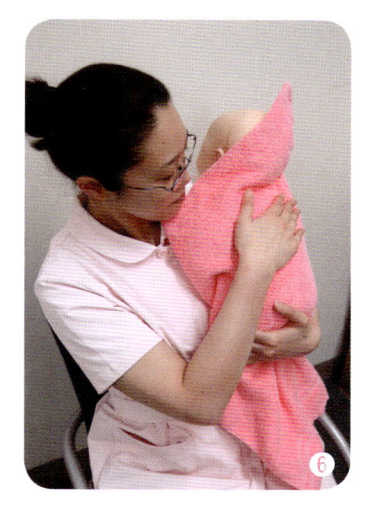

離乳食

離乳食は5〜6カ月を目処に開始し，12〜18カ月ごろ完了する（表4-2）．

必要物品

- スタイ（よだれかけ）
- スプーン，フォーク
- おしぼり
- 離乳食
  アレルギーの有無・治療上の摂取制限がないか確認し，名前と食事内容が間違っていないか確認する
- 白湯

表 4-2 離乳食の進め方の目安（厚生労働省：授乳・離乳の支援ガイド）

		離乳の開始 →			離乳の完了
月齢（生後，カ月）		5～6頃	7～8頃	9～11頃	12～18頃
＜食べ方の目安＞		・子どもの様子をみながら1日1回1さじずつ始める． ・母乳やミルクは飲みたいだけ与える．	・1日2回食で，食事のリズムをつけていく． ・いろいろな味や舌ざわりを楽しめるように食品の種類を増やしていく．	・食事のリズムを大切に，1日3回食に進めていく． ・家族一緒に楽しい食卓経験を．	・1日3回の食事のリズムを大切に，生活リズムを整える． ・自分で食べる楽しみを手づかみ食べから始める．
＜食事の目安＞ 調理形態		なめらかにすりつぶした状態	舌でつぶせる固さ	歯ぐきでつぶせる固さ	歯ぐきで噛める固さ
1回当たり量	I 穀物（g）	・つぶしがゆから始める． ・すりつぶした野菜なども試してみる． ・慣れてきたら，つぶした豆腐・白身魚など試してみる．	全がゆ 50～80	全がゆ90～軟飯80	軟飯90～ご飯80
	II 野菜・果物（g）		20～30	30～40	40～50
	III 魚（g） 又は肉（g） 又は豆腐（g） 又は卵（個） 又は乳製品（g）		10～15 10～15 30～40 卵黄1～全卵1/3 50～70	15 15 45 全卵1/2 80	15～20 15～20 50～55 全卵1/2～2/3 100
		↕上記の量は，あくまでも目安であり，子どもの食欲や成長・発達の状況に応じて食事の量を調整する．↕			
＜成長の目安＞		成長曲線のグラフに，体重や身長を記入して，成長曲線のカーブに沿っているかを確認する．			

具体的な手順

準備

❶ おむつ交換をして衣服を整え，スタイを着用させる．

❷ 日常的手洗いを行い，食事の温度が適しているか確認する．

❸ 子どもを食事に適した姿勢に整える．

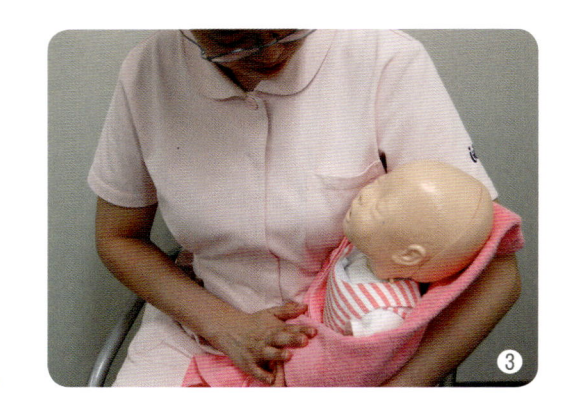

❹主食・副食・汁物を交互に与える．咀嚼，嚥下を確認してから次の食物を口に入れる．
　食事の前・食事中・食事後も子どもの目を見て笑顔で話しかける．

❺食べ終わったら口の回りと手を拭き，食べ終わったことを褒める．

❻白湯などを飲ませてからスタイを外し衣服を整える．

幼児期の食事

　幼児期は食事習慣のしつけが大切な時期である．しかし，食事中に遊びに興味が移り，遊びながら食事をしたり，好き嫌いをしたりすることがあるため，しつけの一環として下記について援助することが重要である．

- 食事前後の手洗いと挨拶の習慣を身に付ける．
- よくかんでごはんとおかずを交互に食べさせる．
- 座って食べさせる．
- 食事中に遊びに集中させない．

学童期・思春期の食事

　成長発達が著しいこの時期は必要な栄養素をしっかりと摂取する必要がある．また，普段であれば家族や友人と過ごす食事の時間を入院中は制限されることも多い．可能な範囲で家族や他の子どもと一緒に食事ができる環境を提供する．

Chapter 4 日常生活援助技術

3 遊　び

　子どもにとっての遊びは生活そのものであり，成長発達を促すうえで欠かせないものである．それは健康な子どもにとっても，病気の子どもにとっても同じである．子どもは生活において遊びを通して心身，運動機能，知能や情緒，社会性などの発達を遂げていく存在である．しかし入院中の子どもは，検査や処置による苦痛，不安や緊張といったストレスが多く，これらを緩和するためにも遊びは不可欠であるが，療養上の目的で制限される場合も多い．そのため看護師は，子どもの発達段階，病状や環境に合わせて，子どもの自発性を大切にした遊びをケアの一つとして提供することが求められる．

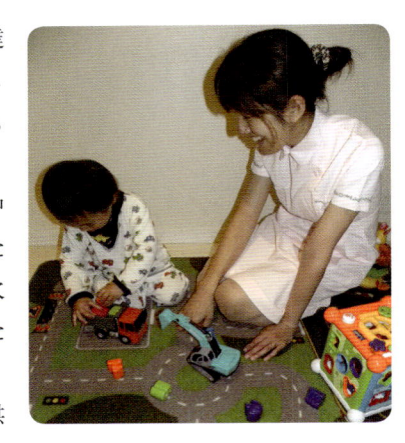

　看護師は，入院によって子どもの笑顔が少なくなってしまうことがないよう，遊びを通して笑顔で過ごせる時間を大切に援助に携わるように心がける必要がある．

発達段階に合わせた遊び

乳児期

　乳児期には，視覚や聴覚，運動機能が著しく発達して，お座りする，立ち上がる，歩くなどが次々にできるようになり，発達に伴って遊びも変化していく．したがって，見る，聞く，触るといった感覚を刺激する感覚遊びが多い．
例：がらがらなどの音が出るおもちゃ，風船，ぬいぐるみなど

幼児期

　幼児期には，食事や排泄などの基本的生活習慣が身に付き，精神的な発達から自我が芽生えてくる．遊びには好みやこだわり，男女差がみられ，ひとり遊びから大人や友達と遊ぶ集団遊びへと変化していく．
例：絵本・お絵かき・ままごと・電車ごっこなど

学童期

　学童期は，運動機能の発達や興味・関心の拡大があり，他の子どもとのつながりを通して社会性を発達させていく時期である．

例：ボール遊び，楽器を使った遊び，工作，図鑑など

例：プレイルームでの体を使った遊びや，子どもが主体で楽しむことができるイベントの開催など

入院中の遊びの援助

　入院中の子どもには，安静度や病状に応じた遊びを提供できるように，遊びの場所や遊びの種類を考慮した援助が必要である（表4-3）．また，季節ごとの行事などにおける遊びも積極的に取り入れていくことで，行事への社会的参加を含め，入院中の遊びの機会が増え，ストレスの緩和と成長発達への援助につながる．

表4-3　入院中の遊びの例

年　齢	ベッド上での遊び	プレイルームでの遊び	発　達
1～6カ月	がらがら，風船，仕掛け絵，本，おしゃぶり，ぬいぐるみ		見る，聞く，触る，なめるなどの感覚で遊ぶ
7カ月～1歳	たいこ，ラッパ	押し車，引き車	はう，歩くなど体を使って遊ぶ
2～3歳	絵本，お絵かき（クレヨン），ままごと	輪投げ，ボール遊び，乗り物のおもちゃ，滑り台，積み木	運動機能を発達させるおもちゃや，学習できるおもちゃで遊ぶ
4～6歳	ごっこ遊び，人形遊び，ボール，お絵かき（色鉛筆），工作，テレビ	ごっこ遊び，リズム遊び，ブロック	運動機能を発達させるおもちゃやごっこ遊び，想像力や音楽，学習などを交えた遊び
7～10歳	本，図鑑，工作，パズル，折り紙	縄跳び，ボール遊び，ピアノ，卓球，ボーリング	運動的な遊び，学習を交えた遊び，自然観察などの遊び

行事などにおける遊びの例

・節分，七夕，クリスマス
・運動会，ボーリング大会
・ボランティアによる絵本の読み聞かせ，ホスピタルクラウン
・バルーンアート，壁画作成
・コンサート，演奏会

Chapter 4　日常生活援助技術

4 入院中の学習

　学童期から思春期の発達課題の一つに「学習能力の獲得」がある．そのため，この時期の子どもはどんな環境においても学習できる環境が保障されなければならない．入院によって学校に行くことができない期間や学習空白ができないように，また学習習慣が途切れてしまわないように学習環境を整えることが必要である．また，長期間の入院を余儀なくされる場合も，退院後に学校に戻ったときに，授業についていけないことや，学習の進み具合が周りの子どもと違うことによる劣等感などを感じることなく，前向きに学校生活を送ることができるように調整していくことも不可欠である．

子どもの状況に合わせた学習

発達段階に合わせた学習

小学校低学年
　病状をアセスメントしたうえで，教科書をベッドサイドで一緒に読む，練習問題を解いて答え合わせをするなど可能な学習を行い，できたことを褒める．

小学校高学年以上
　入院中の生活スケジュールを調整して，可能な限り時間割に応じた学習時間を設け，学習に集中できる時間を調整する．また，その子どもに合わせて学習のための個室を確保するなど学習に集中できる環境を提供する．

長期入院の学習環境（転校手続きが必要）
・特別支援学校：小児総合医療施設などには，医療サポートが必要な小学生から高校生を対象に病院に併設されている．
・院内学級：小学校の分校として院内に併設されている．
・訪問教育：中学校（特別支援学校など）から病院に教員が出向いて，ベッドサイドや院内の個室などで授業を行う．

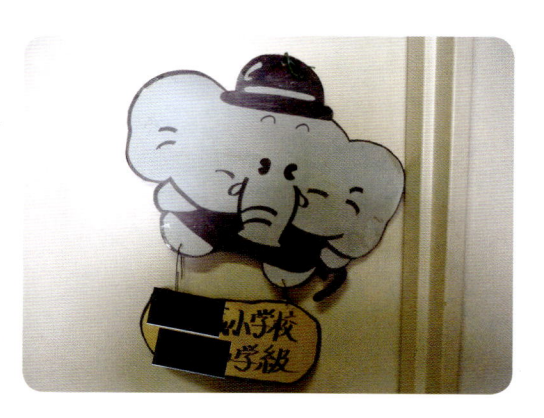

病状や治療による制限に合わせた学習

- その日の病状や，検査・治療・処置の予定から，学習の方法・時間が適しているかアセスメントする．
- 院内学級の教室へ「登校」して他の子どもと一緒に授業を受ける（生活のメリハリをつけるため，パジャマから洋服に着替える，時間を守るなどができるように配慮する）．
- 点滴を継続したまま授業に行く（授業に行っている間に点滴がなくならないよう調整する）．
- 授業の時間をなるべく妨げることがないように生活援助を行う（入浴・処置時間などを調整する）．
- 登校できないときは，ベッドサイドで授業を行う．
- 訪問教育では授業に集中できる教室代わりの個室を確保する．

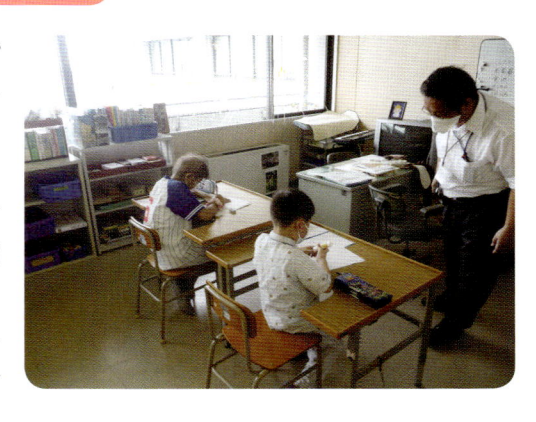

注意事項
- 過度の制限は子どもの学ぶ機会を減少させてしまうため，必要な制限と不必要な制限を理解してもらうこと，困ったときの相談窓口を提示しておくことなどの対処が必要である．

退院調整

　院内学級・訪問教育で入院中も頑張って学習しても，原籍校の学習進度に到達しないことも多い．そのため，退院後に学校に戻って困惑することがないように，あらかじめ学習進捗状況を原籍校に伝えて退院後の授業参加方法を調整する．また，疾患によっては復学後に参加できない授業や制限が生じることもある．家族と本人の同意のもと，学校関係者に疾患や最低限の制限について理解してもらい，復学後の子どもが安心して学校生活を送ることができるように調整する．

例：退院前に原籍校の担任や養護教諭，もしくは特別支援教育コーディネーター，校長や教頭に病院に来てもらい，院内学級または訪問教育の教員と本人・家族，看護師，主治医が一堂に会して復学について話し合う機会を作る．そこで学習進捗状況の違いをどのように補うのか，他の子どもが今何をしているか，退院してできること，できないことなどを学校の教員に知ってもらえるように話し合い，原籍校に戻る準備をする．

Chapter 4 日常生活援助技術

5 身体清潔

子どもの身体清潔には，以下のような目的がある．

・身体を清潔にすることで，皮膚・粘膜の生理作用を正常に保ち，二次感染を予防する．
・血液循環を刺激することで，新陳代謝を促進させる．
・爽快感を促して，清潔の習慣を養う．
・全身の観察を行う．
・身だしなみを整えて，活動を促す．

子どもの身体清潔において特徴的なのは，身体清潔行動が生活習慣として確立するためのかかわりが必要なことである．身体清潔行動が「楽しいこと」「必要なこと」として認識していけるようなかかわりが重要となる．

沐浴

必要物品

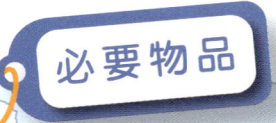

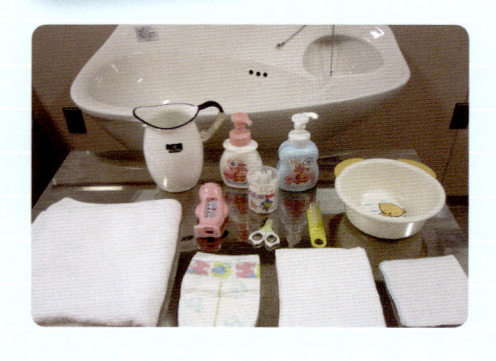

・ベビーバス（沐浴槽）
・かけ湯ピッチャー
・洗面器
・ベビー石鹸，ベビーシャンプー
・タオル1枚
・ガーゼハンカチ1枚
・バスタオル
・着替え，おむつ
・綿棒
・湯温計
・ベビーブラシ
・ベビーローションなど

具体的な手順

準 備

❶ 子どもの全身状態をアセスメントする.
　バイタルサイン,哺乳力,嘔吐・発疹・下痢の有無,活気,機嫌などを確認する.
　満腹時,空腹時の入浴を避けるため,哺乳後1時間以上経過しているか.

❷ 室温を 24～26℃に調節して環境を整える.
　沐浴中に酸素・吸引が必要になると予測される場合は,準備しておく.

❸ 家族および子どもに説明する.

❹ 必要物品を準備して整える.

❺ ベビーバス（沐浴槽）にお湯（夏：38℃,冬：40℃）を7分目くらいまで用意する.
　沐浴時間のお湯が冷めることを考慮して,かけ湯（45℃）をピッチャーに準備する.
　シャワーがある場合,室温を調整しておく.

❻ 体温を奪われることなく,着替えの肌着と衣類をすぐ着用できるように合わせた状態で準備し,新しいおむつを広げる（写真A）.その上をバスタオルで覆って準備する（写真B）.

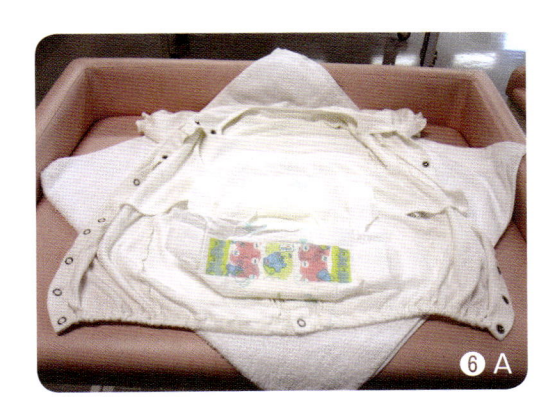

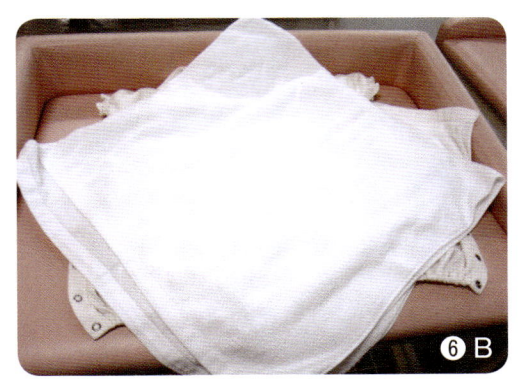

❻ A

❻ B

❼ 沐浴槽内の清潔を保つために,子どものおむつを確認し,排泄している場合は交換しておく.

❽ その他,必要に応じて以下の準備を進める.
　点滴施行中の場合,ぬれないようにビニール袋で覆う.
　吸引が必要な子どもの場合,事前にしっかり吸引をしておく.
　沐浴後に軟膏塗付やシーネ交換がある場合,その準備もしておく.

実　施

❶ 衣類を脱がせる．

❷ タオルで身体（前胸部まで）を覆い，左腕で首を支え，右手母指を左鼠径へ，他の4指で臀部を支えるように抱き，足元からベビーバスに入れる．
　　所要時間（子どもを湯に入れてから）は，子どもの疲労とエネルギー消耗を考えて5分以内とする．

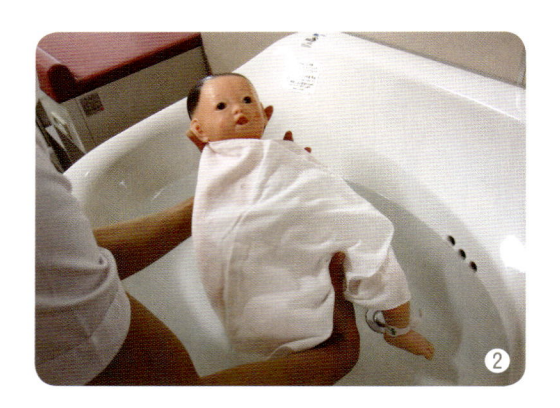

顔を洗う

❶ 洗面器に準備したお湯でガーゼハンカチをぬらして顔を拭く．
　　目頭から目尻，顔はS字，耳介と耳の後ろ，顎から顎下，鼻と鼻の下の順に拭く．

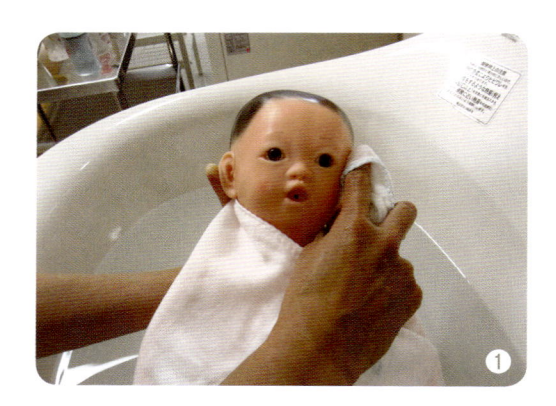

頭部を洗う

❶ 左母指で子どもの右耳，左薬指で子どもの左耳をふさぎ，残りの指で頭部を安定させる．

❷ ガーゼハンカチを利用して頭髪を十分にぬらし，ベビーシャンプーをつけやさしく頭部を洗う．ガーゼハンカチを利用して泡を落とす．
　　乳児は脂漏性湿疹ができやすいため，汚れをきれいに落とし，シャンプーもしっかり流すようにする．

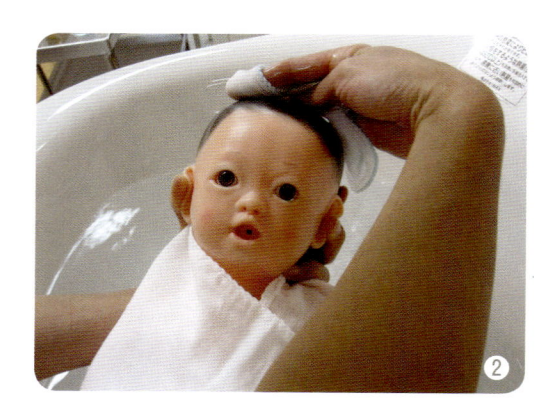

頸部・上肢を洗う

❶ 左手で子どもの頭部をしっかり支え，右手でベビー石鹸をつけて頸部を少し伸ばしてしっかり洗う．

❷ ベビー石鹸をつけて腋窩部分に指をすべり込ませてしっかり洗う．

❸ 上肢から前腕にかけてやさしく腕をつかんだ状態で手首を回しながら洗う．

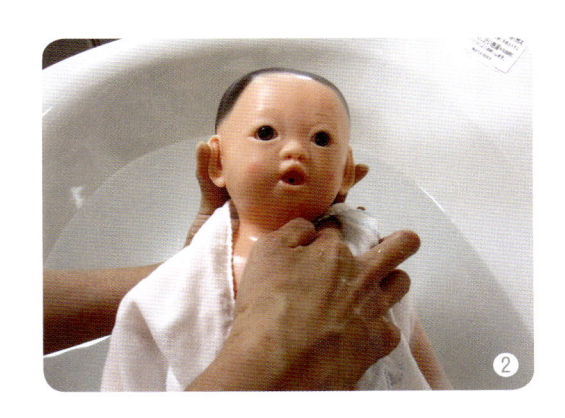

❹ 手掌は湯の中で開かせて洗う．
　とくに手指関節部分と指間は垢と埃がたまりやすいのでしっかり洗う．

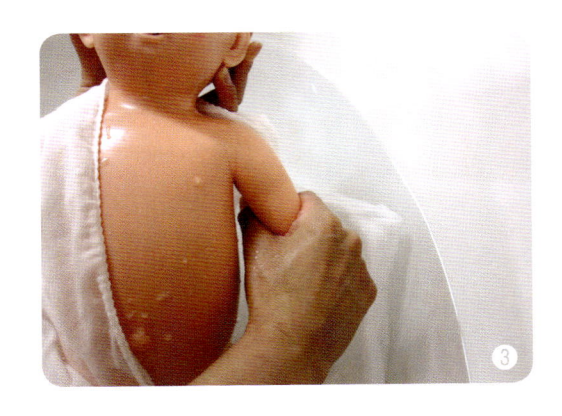

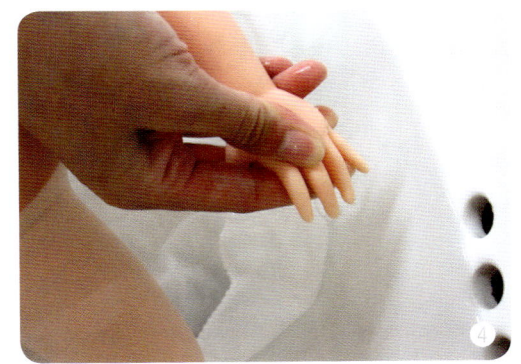

胸部・腹部・下肢を洗う

❶ 身体を覆っていたタオルを外して，右手にベビー石鹸をつけて大きく円を描くように胸部を洗う．
　腕にタオルをかけておくと，手をバタバタと動かさない．

❷ 腹部を「の」の字を描くように洗う．

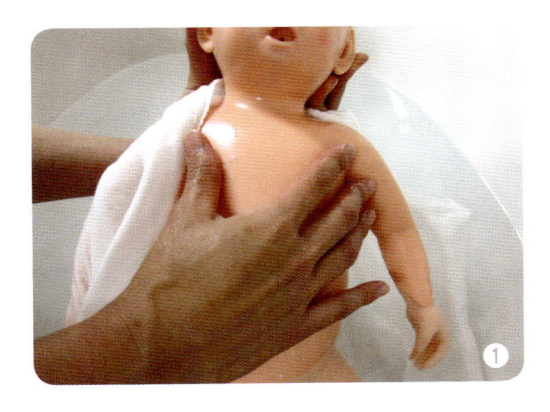

❸大腿から下腿にかけて，ベビー石鹸をつけて手首を回しながら洗う．

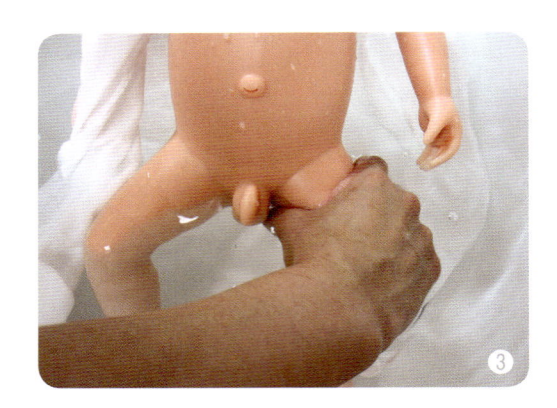

背部・腰部を洗う

❶右手を子どもの左腋窩に入れ，母指を肩側にはさみこむ形で（写真A），右前腕に子どもの胸部と右手が乗るようにし，背中を露出させる（写真B）．

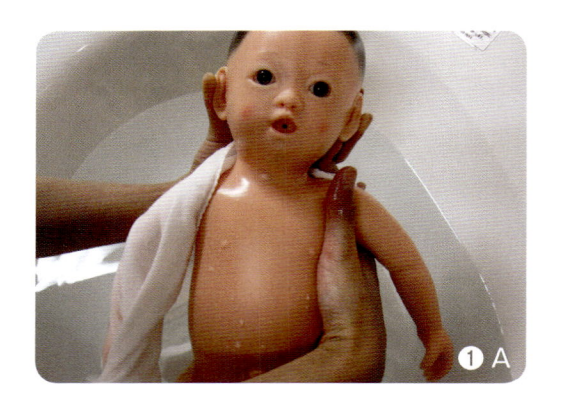

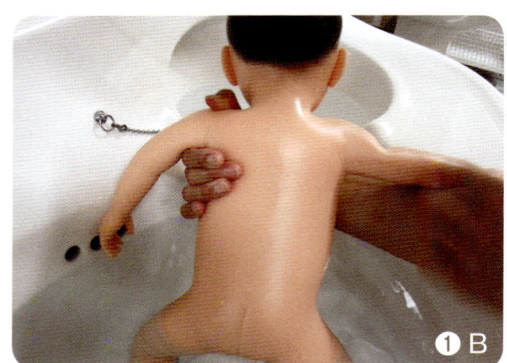

❷後頸部から背部・腰部をベビー石鹸をつけて円を描くように洗う．

❸左手で子どもの頭部を支え，右手で鼠径を挟み込んで持ち，子どもの体勢を戻す．

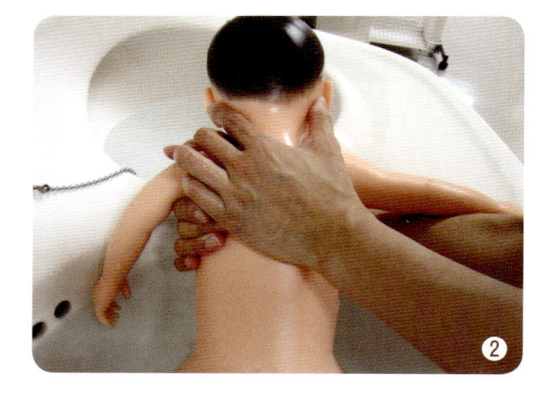

臀部・陰部を洗う

❶右手にベビー石鹸をつけて，しわを伸ばしながら鼠径・陰部・臀部をやさしく洗う．

洗い終わった後

❶かけ湯をする.
　頭部を左手で支え，右手でかけ湯を行う．頭部・頸部の上から順に行う．
　あがり湯に入れる場合は，片手で子どもの頭部を支え，もう一方の手で鼠径・臀部を挟むように持ち，静かに入れる

❷湯から上げ，バスタオルで身体をくるんで水分を拭き取る.
　体温を奪われないようにすぐにバスタオルにくるむ．

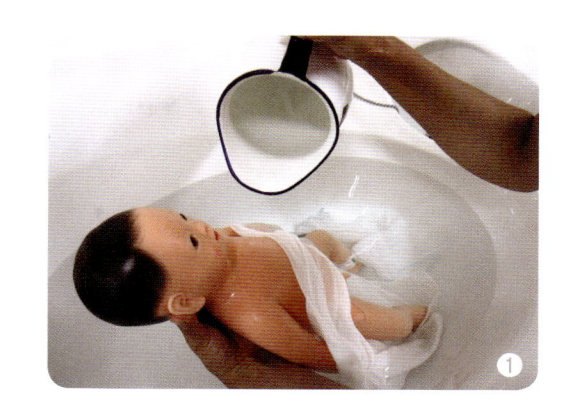

❸おむつをあてる.
　入浴後排尿してしまうことが多いため，素早くおむつをあてる．

❹必要時，保湿剤を塗る.
　体温が逃げないようにバスタオルで覆いながら行う．発汗が多い夏はローションタイプとし，乾燥する冬はクリームタイプとする．

❺衣類を着せる.
　重ねておいた衣類を迎え袖で素早く着せ，体温が奪われないようにする．

❻綿棒で鼻と耳を清拭する.
　綿棒は奥まで入れないようにする．

❼水分を拭き取ってから，毛髪をブラシで整える.

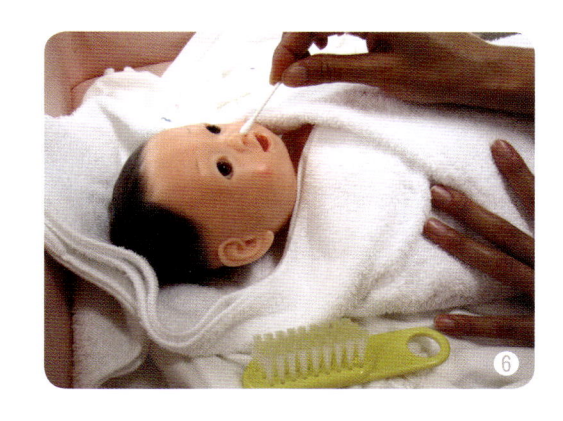

後片付け

❶子どもを観察する.
　活気・機嫌，黄疸・湿疹などの皮膚状態，骨格・体型の異常の有無，臍の状態を観察する．

❷水分を補給する．
　　不感蒸泄が多いため脱水に陥りやすいが，子どもが欲しがらないときは無理をする必要はない．

❸使用した物品を片付ける．
　　物品を洗い，乾燥させる．

❹記録をする．

注意事項
・幼児・学童でも洗う順番などは基本的に同じである．歩行ができるようになった子どもの場合，バスチェアやおもちゃなどを用いて子どもの興味を引き，転倒転落しないようにかかわる視点が必要となる．

COLUMN

バスマットに寝かせて全身を洗う方法

　乳児健康診査において乳児の皮膚トラブルが多く，アレルギー性のトラブルも年々増加している．ベビーバスでの沐浴では汚れや石鹸が落ちにくいことも原因の一つである．いったん子どもを浴槽に入れて身体を温めてから，室温を調整した浴室で暖かいバスマットに子どもを寝かせて，両手で全身を順番に洗いその都度シャワーで流す方法も有効とされてきている．

清拭・陰部洗浄

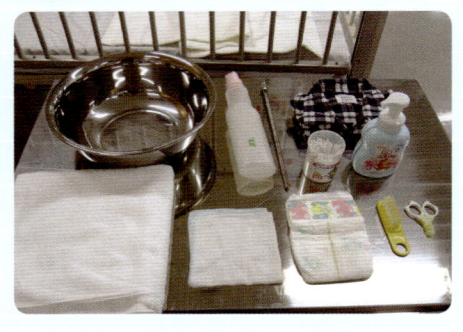

必要物品

- ベースン
- 小タオル
  　またはガーゼハンカチ
- 石鹸
- シャワーボトル
- バスタオル
- 着替え
- おむつ
- 湯温計
- 綿棒
- ヘアブラシ

具体的な手順

準 備

❶ 子どもの状態把握をアセスメントする．
　バイタルサイン，哺乳力，嘔吐，発疹，下痢の有無，活気，機嫌などを確認する．
　満腹時，空腹時の清拭を避けるため，哺乳後または食事後1時間以上経過しているかをアセスメントする．

❷ 室温を24〜26℃に調節して環境を整える．
　清潔に行うため，おむつ交換を済ませておく．

❸ 家族および子どもに説明する．

❹ 必要物品を準備して整える．

❺ ベースンにお湯（55℃前後）を準備し，シャワーボトルにお湯（40℃前後）を準備する．

❻ 体温を奪われることなく，着替えの肌着と衣類をすぐ着ることができるように合わせた状態で準備する．
　吸引が必要な場合，しっかり吸引をしておく．
　清拭後に軟膏塗付やシーネ交換がある場合は，その準備もしておく．

実 施

❶ 子どもを看護師と垂直に寝かせる．
　転落防止のために看護師に対して垂直に寝かせる．

❷ 衣類を脱がせ，バスタオルや着ていた衣類で身体を覆う．
　体温が奪われないように保温に気をつける．この時点ではまだおむつは外さない．

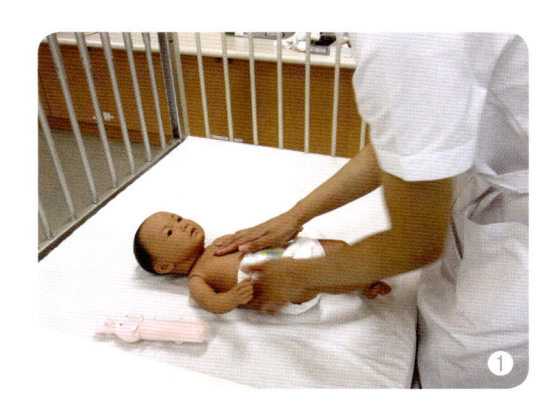

頭部〜下肢を拭く

❶顔→耳→顎→鼻の順に拭く．
　子どもの皮膚状態よって小タオルかガーゼハンカチかを選択する．ガーゼハンカチのほうが細かいところまで拭けるが，身体の大きさによっては時間がかかり体温を奪われやすい．
　沐浴と同様に，目頭から目尻に向けて，顔はＳ字を描くように拭く．

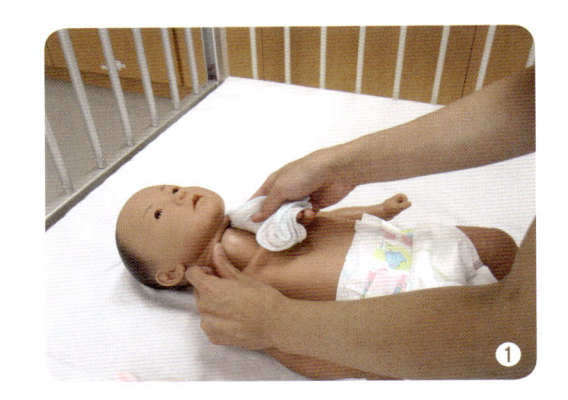

❷頸部→上肢→手掌→胸部→腹部→下肢を拭く．
　拭き方はこすらず押さえるようにする．
　関節部分や手掌は垢や埃がたまりやすいのでしわを伸ばして拭く．
　腹部はおむつのテープを外し，おむつを少し下げて拭く．
　腹部や胸部は円を描くように拭く．

❸可能であれば，手掌や下肢は手浴や足浴を取り入れる．

背部・腰部を拭く

❶おむつのテープ片方を外して，子どもの肩関節を包むように支え，身体を横に向ける．

❷背部と腰部を円を描くように拭く．
　温かいタオルを背部にあてて温湿布のようにすることもある．

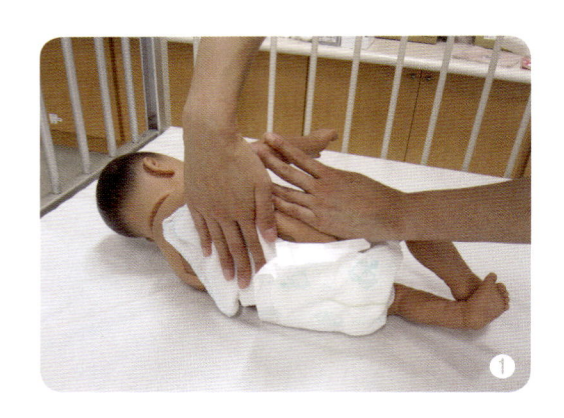

陰部洗浄を行う

❶子どもを仰臥位にして，上半身はバスタオルなどをかけて保温する．

❷おむつを開き，腰部までしっかりおむつが敷かれていることを確認し，ギャザーを開いて子どもの臀部をおむつの中央に乗せる．

❸ シャワーボトルで湯をかけると，鼠径部分から湯が腰側に流れてシーツが濡れることがあるので，小タオルを丸めて腹部に置き，壁を作る．

❹ シャワーボトルで静かに湯をかけ，石鹸をつけて前から後ろへやさしく洗う．
　特に鼠径部分は汚れがたまりやすいので，しわを伸ばして洗う．

❺ 肩関節から背部を支えて子どもを横に向け，おむつを敷いたまま臀部を石鹸で洗浄し，シャワーボトルの湯で流す．

❻ 腹部においたタオルで陰部を拭いて，新しいおむつに交換する．

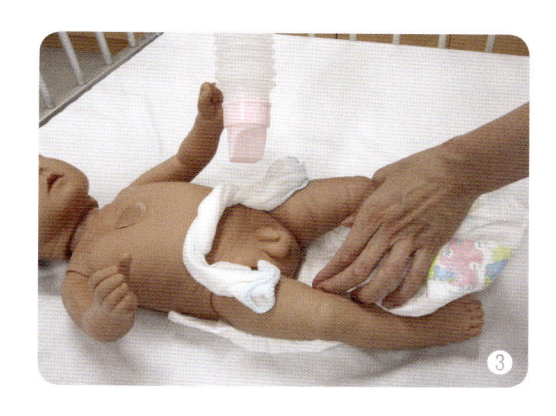

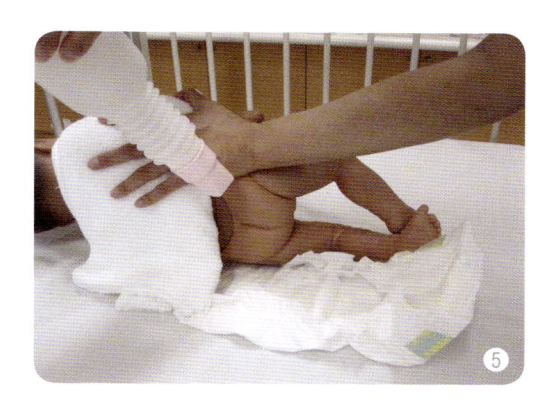

注意事項
・陰部洗浄は，子どもの安静度と身体の大きさによっては，ベースンによる臀部浴を選択する．

洗い終わった後

❶ 衣類を着せる．
　準備していた新しい衣類に寝かせて，迎え袖で衣類を着せる．

❷ 綿棒で鼻と耳を清拭する．
　綿棒を奥まで入れないようにする．

❸ 毛髪をブラシで整える．

後片付け

❶ 沐浴と同様に行う．

口腔内清潔

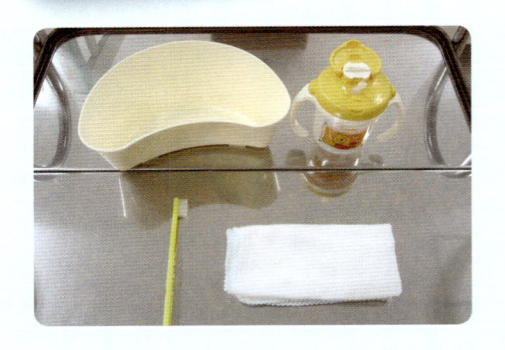

必要物品

- 年齢に合わせた歯ブラシ
  表4-4を参照
- 必要時歯磨き剤
- ガーグルベースン
- コップ
- 小タオル
- 水

※必要に応じて，ストローを準備する．

表4-4　子どもの年齢に応じた留意点と適した歯ブラシ

年齢	介助	留意点	使用する歯ブラシの例
～6カ月	全介助	歯が生えるまで食後に白湯か麦茶で行う．	
6カ月～1歳	全介助	歯ブラシを持たせると口に入れることに慣れる．	ピジョン　乳歯ブラシレッスン段階1
1～3歳	全介助	歯磨きの真似をする． 歯磨き粉をつけないで歯を磨く． 2歳頃には口の中の水をペッと出すことができる． 3歳頃からぶくぶくうがいができる． 4歳頃からガラガラうがいができる．	ピジョン　乳歯ブラシレッスン段階3
4～5歳	部分介助	子どもが自分で磨いた後で，仕上げ磨きを行う．	
6～8歳	確認	子どもが自分で磨き，磨き残しがないか確認する．	サンスター　ドゥー®クリアこどもハブラシ

具体的な手順

準 備

❶ 子どもの状態をアセスメントする.
　歯の萌出状況, 出血傾向の有無, 機嫌などをアセスメントする.

❷ 必要物品を準備する.
　お気に入りのコップを使用するなど, 子どもが楽しく歯磨きできる環境を整える.

実 施

❶ 子どもの肩から頸部にタオルをかける.

❷ 自分で磨ける子どもは, 口腔内を湿らせて歯ブラシを渡し磨いてもらう.
　歯磨きの歌をかけるなど, 楽しい雰囲気を作る.
　うがいができる年齢ならば, 歯磨き粉を少量つける.

❸ 自分で磨けない子ども, 仕上げ磨きが必要な子どもは, 子どもの状況に合わせたポジションをとる（図 4-1, 次頁の写真 A, B 参照）.

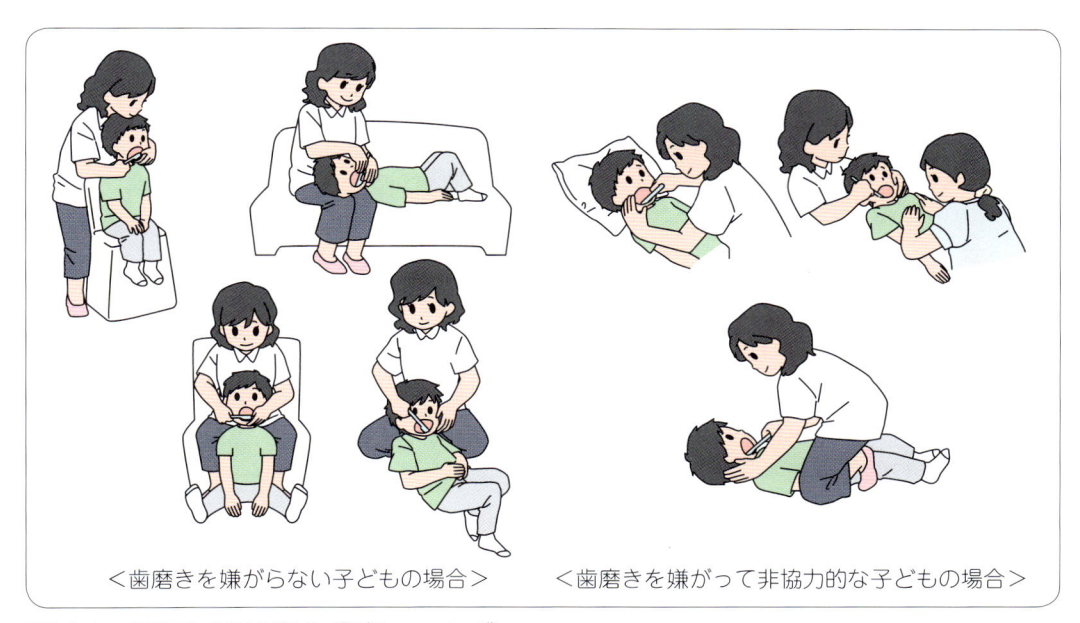

＜歯磨きを嫌がらない子どもの場合＞　　＜歯磨きを嫌がって非協力的な子どもの場合＞

図 4-1　歯磨きを行う際のポジショニング
（野中淳子編：改訂子どもの看護技術, p.149, へるす出版, 2007. より）

③A　　③B

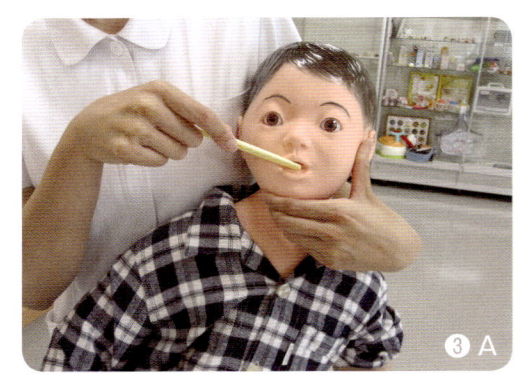

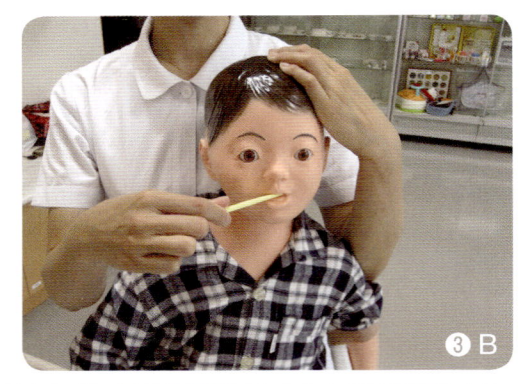

※写真にはないが，肩から頸部にタオルをかけて実施する．

❹後ろ側から片手で頭部を固定し口を開け，以下の方法を選択して歯を磨く（図 4-2）．
・スクラッピング法：頬側は歯に直角に，舌側は 45°に歯ブラシの毛先をあてて，1cm 程度の振動で磨く．
・フォーンズ法：口を「イー」にした状態で歯に垂直に歯ブラシをあて，小さく円を描くように磨く．

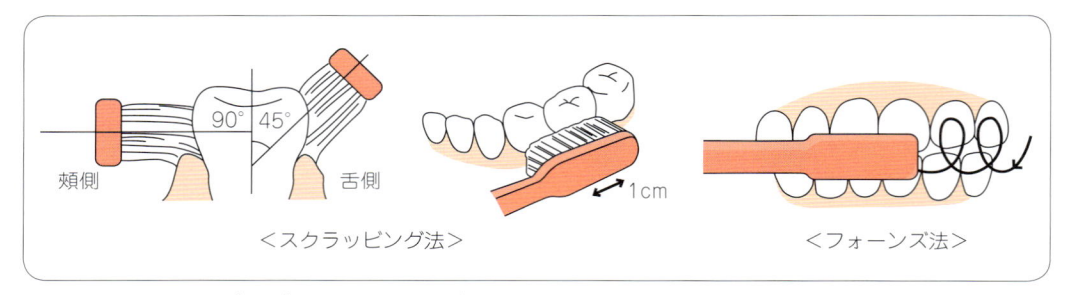

図 4-2　スクラッピング法とフォーンズ法
（小野正子・他編：根拠がわかる小児看護技術．p.119，メヂカルフレンド社，2008．より）

❺年齢に合わせてうがいを促す．
「ぐちゅぐちゅぺ」など言葉をかけて，やり方を見せるなどする．
洗面台に移動できない子どもは，ガーグルベースンに出すよう説明する．
自分でうがいをすることができないが，歯がしっかり萌出している子どもには，側臥位をとらせて注入用シリンジで水を少量ずつ入れ流しながら，口腔内吸引する方法もある．

❻肩にかけていたタオルを外して，口周囲を拭く．
「すっきりしたね」「きれいになったね」など清潔行動を評価する言葉をかける．

実施後

❶子どもの状態を観察する．

❷歯ブラシ・コップを乾燥させる．
年齢に合わせて片付けをともに行い，生活習慣が身に付くようにする．

Chapter 4　日常生活援助技術

6　排　泄

　子どもの排泄の援助を行うためには，排泄行動の正常な発達過程を理解し，発達に合わせた援助方法を選択する必要がある（表4-5）．また，入院による環境の変化や安静度による排泄行動への影響も考えなければならない．入院前の排泄行動と現在の状況を家族とともに考え，適切な援助方法を考慮して提供する必要がある．

表4-5　子どもの発達と排泄援助

年　齢	排　泄	援　助
新生児	・膀胱や直腸に排泄物がたまると反射的に排泄する．	おむつ
生後6カ月頃	・排尿反射抑制が少しずつ始まり，排尿回数は減少する．排尿時泣いて反応する場合もある．	
1～3歳	・大脳皮質の発達により，膀胱に尿がたまった感覚が芽生える． ・膀胱容量が大きくなり，排尿コントロールは不可能だが，少し我慢することが可能になる． ・排尿する感覚がわかるようになる．排尿後に知らせてくれることがある． ・排便が有形化してきて，いきみを覚える．排便の抑制は不可能である．	トイレットトレーニングの開始（表4-6にそって，開始のアセスメントを行う） ・おむつ交換は決まった場所で行い，交換後は「さっぱりしたね」など肯定的な言葉をかける． ・「動きが止まる」「おむつを押さえる」「震える」など尿意を示すしぐさを観察する． ・トイレの入り口に好きなキャラクターを貼るなど，トイレを楽しい雰囲気にしてイメージづける． ・排尿間隔を把握して，言葉かけを行う． ・トレーニングパンツ，おまる，補助便座（p.125の写真を参照）を使用する． ・子どもができたら，褒めて自信を持たせる． ・焦ると子どもに伝わるので，ゆっくり子どものペースを守る．
3歳～	・随意排尿，排尿コントロールが可能となる．尿が出そうな感覚がわかるようになってくる．膀胱容量もさらに大きくなる． ・尿意はあるが，遊びに夢中でおもらししてしまうことがある． ・排便の抑制とコントロールが可能となる．	排泄の自立 ・子どもに合わせた排尿間隔を把握し，トイレへ誘導する． ・食事前，入浴前，就寝前など生活リズムに合わせて言葉をかける． ・上手にできたら一緒に喜ぶ，褒めるなど子どもが自信を持てるようなかかわりをする． ・排泄の失敗があっても否定せず，次回の成功を目指すよう励ます．

表 4-6　入院中の子どものトイレットトレーニング開始のアセスメント

子どもの発達段階	神経系の発達	・尿意，便意の有無，排便排尿の抑制・我慢は可能か．
	食事の状況	・食欲，食事摂取量，水分摂取量，好き嫌いなど
	排泄行動	・おまる，おむつ，トイレをしますなどの反応があるか． ・「チッチ出た」など排尿を教えられるか． ・意識していきむことはできるか．
	排泄習慣	・毎日，排便があるか否か，排尿間隔はどのくらいか．
	入院前の自立の状態	・トイレットトレーニングは開始していたか． ・出たら教える，出る前に教える． ・自分で拭ける（尿・便）． ・清潔行動の自立（手洗いの方法） ・衣服の着脱（パンツ，ズボンの着脱）
	排泄前後のサイン	・体を震わせる，そわそわする，おむつのほうをじっと見るなどの反応
子どもの疾患・治療の状況	全身状態	・機嫌，活気，倦怠感，痛みなどの有無，食事・水分摂取量
	疾患・治療の状態	・疾患の予後，安静度，治療スケジュール，点滴，利尿剤などの使用の有無
子どもの置かれている環境	病棟の環境	・ベッドからトイレまでの距離，子ども用トイレ・便器の有無
	病室の環境	・おまる，尿器，便器などの有無，カーテン，スクリーンなどの有無
	ケア提供者の環境	・看護者，保育士，面会時間などの状況
子どもや家族の気持ち	子どもの気持ち	・トイレットトレーニングや排泄の自立に対する子どもの気持ち（子どもが排泄に関して興味を持っているか，排泄に関して「自分で」という意識が芽生えているか）
	家族の気持ち	・トイレットトレーニングや排泄の自立に対する家族の気持ち ・家族の疲労度

（福地麻貴子：これだけは知っておきたい小児ケアＱ＆Ａ．第2版，p167，総合医学社，2011．より）

実　施

❶ **ベッドサイドへのおまる設置**
　床に防水シーツを敷いて，おまるを設置する．

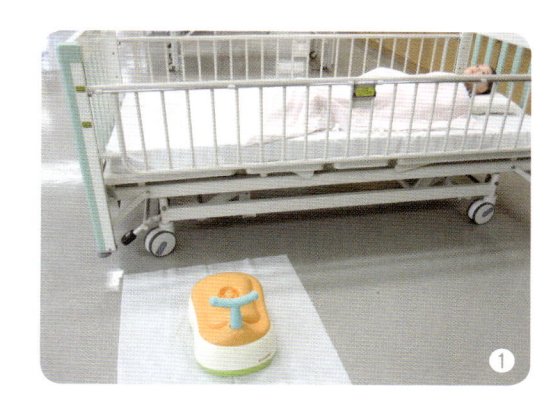

❷ **トイレへのおまる設置**
　トイレ横の床に防水シーツを敷いて，おまるを設置する．この方法によって，トイレに行って排泄する習慣を養うことができる．

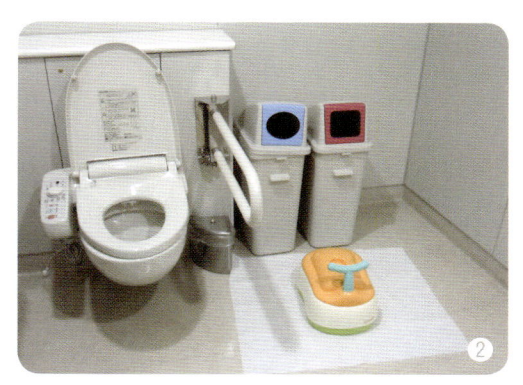

❸ **トイレの便座に小児用補助便座を取りつける（写真 A，B）．**

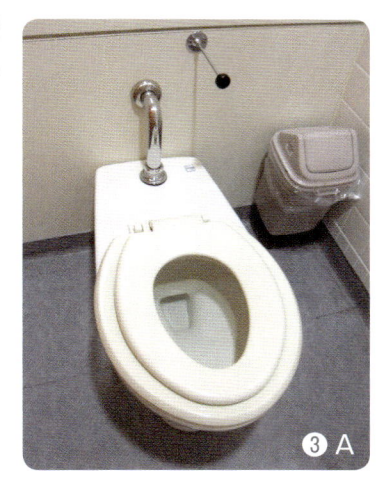

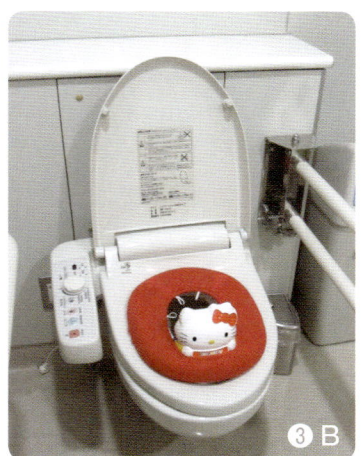

Chapter 4 日常生活援助技術

7 睡眠

　睡眠と成長ホルモンは大きく関与しているため，睡眠不足によって心身の成長発達に悪影響を及ぼすことがある．子どもにとって睡眠とは，疲労回復だけが目的ではなく，基本的生活習慣および生活リズムを獲得する目的のためにも重要である．

　入院している子どもは，疾患による苦痛に加えて，入院という環境の変化から眠れなくなることがある．また，近年子どもの遅寝が問題視されており，子どもが安心して眠れる環境を整え，生活習慣を確立していけるようなかかわりが重要である．

乳児期の睡眠の留意点

・日中は適度な刺激（陽光・遊び・音など）を与え，生活習慣を念頭に置いたかかわりをする．
・就寝前には静かに眠れる環境を作り，音や刺激を避けて照明を落とす．朝の覚醒時にはカーテンやブラインドを開けて明るくする．
・入眠する時間を決めて，パターンを守り生活習慣を確立する．
・入眠前にはおむつを替え，寝衣に着替え，寝具を整え，室温を適切に調節する．
・抱っこやスイングベッドで静かに揺らして寝付かせる方法もある．
・身体の一部（胸部・腹部・下肢など）を一定のリズムでトントンと軽く片手で叩き振動を与える．
・子どもの好みに応じて，乳首をくわえさせる．
・掛け物でくるみ，身体を丸めると落ち着いて寝付く場合がある．
・胎内音の流れる人形などを利用する．

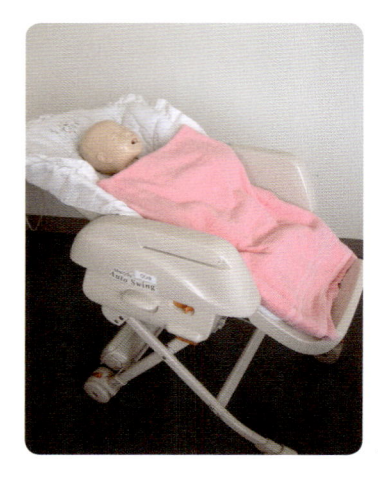

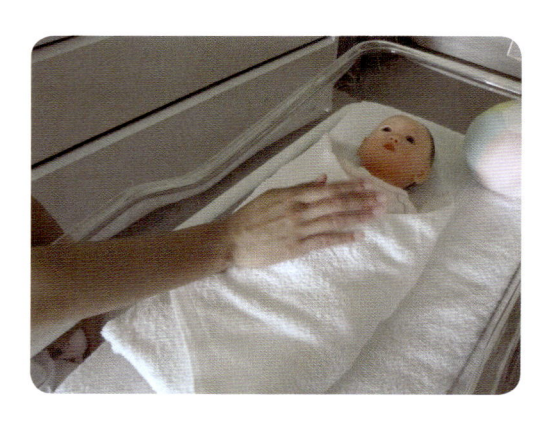

スイングベッド

幼児期の睡眠留意点

- 昼夜の区別を明確にできるように，生活習慣を整える．
- 昼寝が遅くならないように，時間を決めて環境を整えて習慣化する．
- 就寝前にはおむつ交換，排尿を促し，寝衣に着替えるなど就寝準備行動を一貫し，これらの行動を通して就寝するという生活習慣を確立する．
- 就寝前には静かに眠れる環境を整え，音や刺激を避けて照明を落とす．朝の覚醒時にはカーテンやブラインドを開けて明るくする．
- 特定の毛布やタオル，ぬいぐるみなど子どもが好んで落ち着くアイテムを持って布団に入る．必要時添い寝を行う．
- 布団に入ったら，絵本の読み聞かせ，子守歌や静かな歌を歌うなど子どもが落ち着く方法を取り入れる．
- 身体の一部（胸部・腹部・下肢など）を一定のリズムでトントンと軽く片手で叩き振動を与える．
- 疾患に関連した苦痛を最小限にするよう，就寝前に点滴刺入部の固定の確認，吸引・吸入などを行う．
- 寝付けないときは，何が原因なのかをアセスメントして対応を考える．

学童期の睡眠の留意点

- 幼児期に確立した生活習慣を崩さないよう継続して配慮する．
- 学童期後半から就寝時間が遅れやすくなり，睡眠時間の短縮が問題となる．睡眠時間の短縮はそれまで確立していた生活習慣を崩すきっかけとなるため，子どもとともに状況を理解して正しい生活習慣を築いていくようなかかわりが必要である．
- 第二次性徴に伴い精神的に不安的になりやすく，かつ自分でもコントロールできないことへの周囲の理解と配慮が重要である．

Chapter 4 日常生活援助技術

8 経管栄養

　本来，人間の生活において「食べる」ことは欠かせない習慣である．しかし，何らかの理由で経口摂取が不可能な子どもに対して，経鼻もしくは経口よりカテーテルを挿入し経管栄養を行う場合がある．カテーテル挿入時は苦痛を伴うため，苦痛を最小限にする技術と恐怖感を緩和するかかわりが必要となる．また，カテーテルは子どもにとって「抜きたい」「触りたい」など興味の対象となるため，成長発達に合わせた事故抜去の予防へのかかわりも必要である．ここでは，経鼻胃管栄養の方法について説明する．

カテーテル挿入

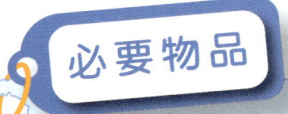

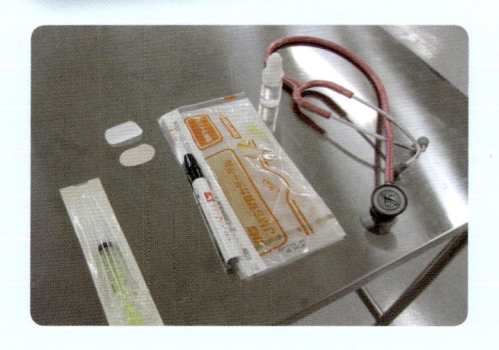

必要物品

- 栄養カテーテル
  サイズについては，表 4-7 を参照
- 注入用シリンジ
- 潤滑油
- 聴診器
- 油性ペン
- 固定用テープ
- 栄養剤
- 微温湯

表 4-7　栄養カテーテルのサイズと挿入長さ

	サイズ目安	挿入長さ
低出生体重児・早産児	5Fr	・眉間から胸骨剣状突起＋1cm
乳児	6〜7Fr	
幼児	7〜10Fr	・耳介から鼻先端＋胸骨剣状突起先端まで
学童	8〜14Fr	・身長×0.2＋7cm

具体的な手順

実施

❶ 日常的手洗いをして，必要物品を準備する．

❷ 子どもと家族に説明する．
　苦痛を伴う処置であるため，子どもの成長発達に合わせて，なぜ必要なのか，どうすれば苦痛が少ないのかなどを十分に説明する．

❸ 栄養カテーテルの長さ（上の表を参照）を決め，油性ペンでカテーテルに印を付ける．

❹ 必要時，口鼻腔吸引を済ませておく．

❺ 子どもと家族に説明して，安全に行えるように必要時抑制を行う．
　例えば，肩からタオルでくるむなどして，子どもの手が動かせないように工夫する．

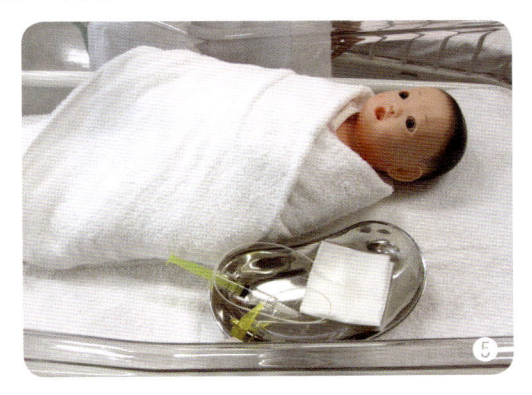

❻栄養カテーテルの先端に潤滑油をつけ，先端から 4〜5 cm のあたりを持ち頭部と体をしっかり支える．
　薬品が入っている潤滑油は使用しない．

❼鼻腔より栄養カテーテルを挿入し，咽頭部に達すると抵抗があるので，成長発達に合わせて嚥下運動を促して挿入を続け，印を付けたところまで推し進める．
　挿入の向きは子どもの鼻腔から垂直に下ろすようにすると入りやすい．
　挿入時には「ゴックン，ゴックン」と言葉をかけながら嚥下運動を促して，子どもの協力を得る．
　顔色不良，激しい体動，せき込みなどあれば，気管内に入った可能性があるので，一度カテーテルを抜いて落ち着いてから再度行う．

❽時折，口腔内のカテーテルの走行を確認する．

❾印まで挿入したら，栄養カテーテルをテープで固定する．
　指をひっかけて抜かないようにカテーテルの固定位置を工夫する．
　テープ固定場所は，交換の都度同じ場所にならないようにずらして固定する．

❿聴診器を胃部にあてて，注入用シリンジに空気を入れて気泡音を確認する．
　2 人以上の看護師で確認する．
　注入空気の目安は，乳児：0.5〜1 ml，幼児・学童：5 ml とする．

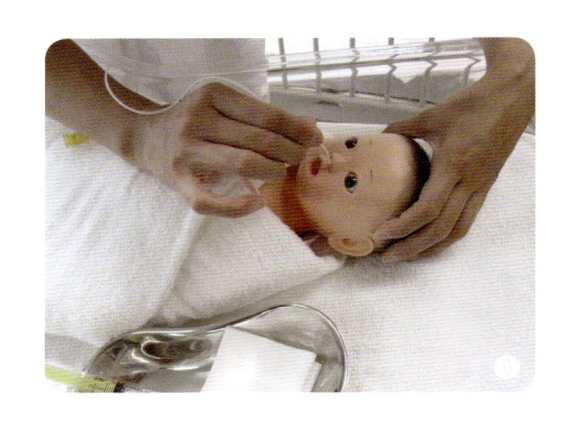

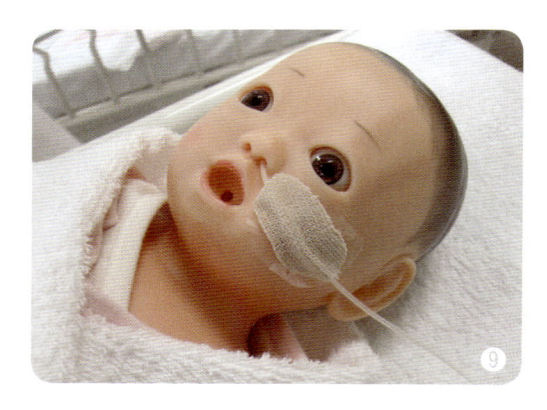

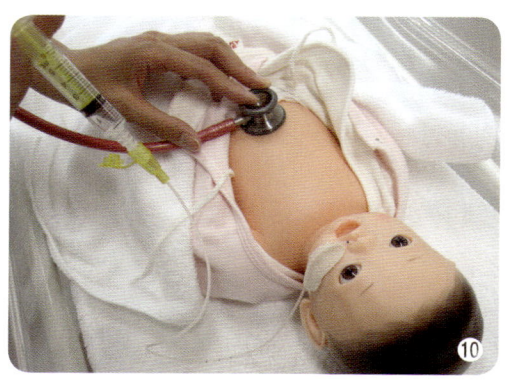

130

⓫胃内容物をカテーテル内に吸引する.
　強く吸引し過ぎると，胃内損傷を起こすことがあるので，やさしく吸引する.

⓬子どもの抑制を解除し，頑張ったことを十分に褒める.

実施後

❶栄養カテーテルの挿入とテープ固定が終了したら，終わったことを子どもと家族に伝え，キャップを閉める．このとき，カテーテルを子どもが抜いてしまわないように先端を背中側でテープ固定するなどの工夫をする.

❷使用物品を片付けて，記録する.

栄養注入

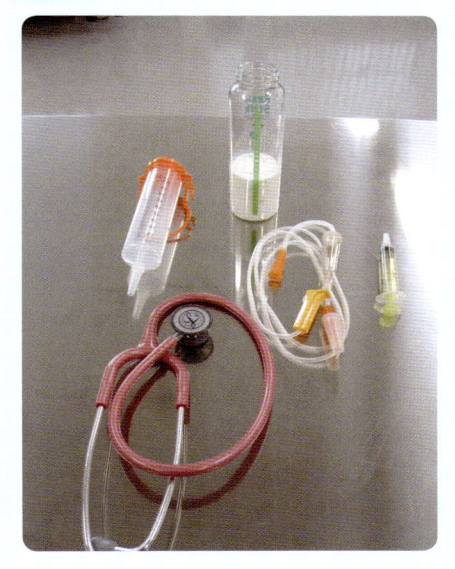

必要物品

・人肌程度に温めた注入栄養剤
・注入用シリンジ
・注入ボトル
・経管栄養セット
・聴診器
・注入用スタンド
・微温湯

具体的な手順

実 施

❶患者名，注入栄養剤，注入量，濃度，注入時間など指示を確認する．

❷日常的手洗いをして必要物品を準備する．

❸注入ボトルと経管栄養セットを接続して，セットのチューブをクランプする．
　注入ボトルと経管栄養セットを接続したときに，誤って注入栄養剤をこぼさないように，クランプを必ず行うよう習慣づける．

❹注入栄養剤を注入ボトルに注ぎ，経管栄養セットの先端まで満たし，注入スタンドへセットする．
　経管栄養セットの液溜めの1/3程度注入栄養剤を満たしてから先端まで満たす．

❺子どもと家族に説明する．
　食事が楽しい習慣であることを意識づけできるような説明を行う．
　注入中は激しく動かない，カテーテルを引っ張らないなど，安全に行える習慣を身に付けられるようかかわる．

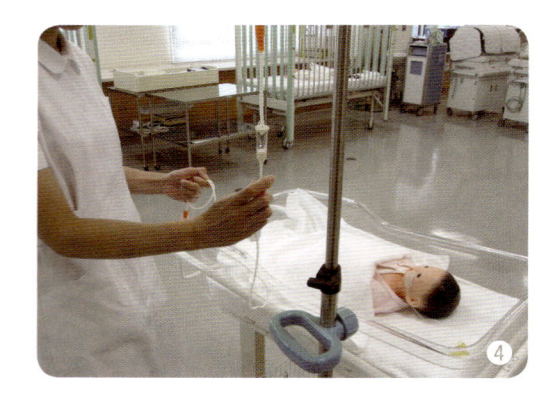

❻ベッドを15度程度挙上，もしくは右側臥位にする．
　嘔吐や誤嚥を予防するために体位を工夫する．

❼油性ペンで印を付けた挿入位置が，ずれていないか確認する．
　固定用テープが剥がれかけていないか，安全に注入できる固定になっているかを確認し，必要時固定用テープを貼り替える．

❽注入用シリンジで気泡音を確認してから，胃内容物を吸引して，量と性状を確認する．
　胃内容物の量と性状を観察し，必要時注入前に医師へ報告する．

❾注入栄養剤を満たした経管栄養セット（❹）をカテーテルに接続して注入を開始する．
　　接続は確実に行い，接続部が緩んで栄養剤が漏れないようにする．
　　開始する前に，子どもの様子をはじめ栄養ボトルまでの一連の経路を再度確認する．

❿経管栄養セットに子どもの手が届かないようにチューブを衣類の中に通したり，タオルで隠したり，説明するなどして工夫する．
　　子どもに合わせた方法を工夫する．
　　今後在宅でも行う場合は家族と相談し，自宅でも継続できる現実的な方法を選択する（タオルで隠す，背中側でテープ固定するなど）．
　　注入中は，絵本を読む，折り紙を折るなど静的な遊びを提供する．

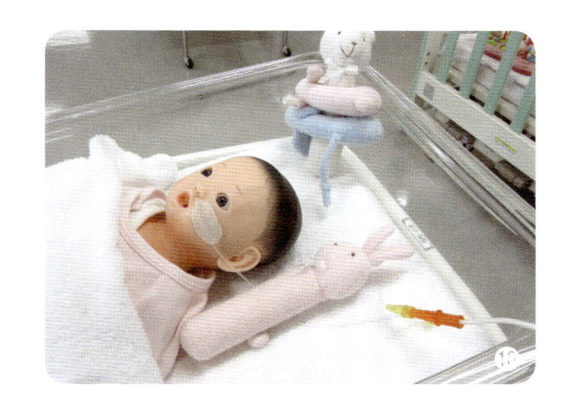

⓫注入時間は子どもの状態に合わせ，通常食事時間を考えて 20 〜 30 分間で行う．
　　食事中は楽しい雰囲気を作れるようにそばで言葉をかけるなど環境を整える．
　　注入回数や時間は，子どもの成長発達と病状，家族の負担などを考慮して選択する．

実施後

❶注入が終了したら，終わったことを子どもと家族に伝え，栄養カテーテルに微温湯を流してキャップを閉める．
　　微温湯の量の目安：低出生体重児・早産児＝ 0.5ml，乳幼児＝ 3ml
　　微温湯は栄養カテーテル内の洗浄の意味で行う．十分に流さないと細菌が繁殖したり，栄養剤が固まりカテーテル閉塞の原因となったりする．

Chapter 4　日常生活援助技術

9　冷罨法・温罨法

　子どもの体温調節に関する特徴として，基礎代謝が高く熱産生が多いこと，熱産生にかかわる内分泌系ホルモンや自律神経の働きが未熟であること，体重あたりの体表面積が大人より広いことから熱拡散効率が高いことがあげられる．そのため，体温調節は未熟である．

　体温調節のための罨法には，保温目的の温罨法と，解熱および冷却目的の冷罨法がある．子どもの場合は罨法による影響が大きく現れるため，適切な方法での罨法の提供と十分な観察が必要である．

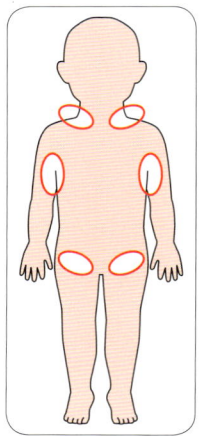

図4-1　冷罨法を実施する部位

冷罨法

　冷罨法は，頸部，腋窩，鼠径部で行う（図4-1）．

必要物品

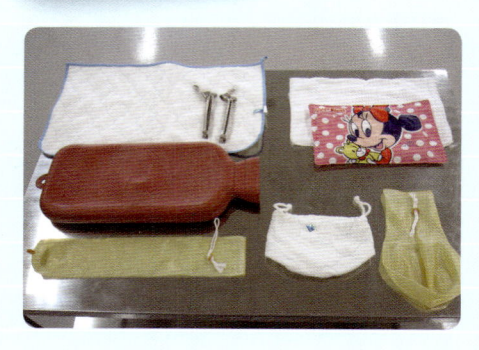

- 氷枕
- 氷頸
- 氷嚢
- 水
- 氷
- 物品に合わせた留め具
- カバーまたはタオル

保冷剤を使用する場合，もみほぐして柔らかくしてから提供する．冷え過ぎることもあるので，カバーはしっかり装置する．

具体的な手順

準 備

❶子どもの状態をアセスメントし，冷罨法が必要か，どのように行うのが適切かをアセスメントする．

バイタルサイン，子どもの活動程度，皮膚色，四肢冷感の有無，発汗の有無，悪寒戦慄の有無を観察する．
熱が上がるときは悪寒戦慄が伴うため，冷罨法の時期として適切ではない．

❷子どもと家族に説明する．

❸必要物品を準備する．

氷枕(写真A)，氷頸，氷嚢(写真B)に水を入れて，留め金をとめて破損がないかを点検する．

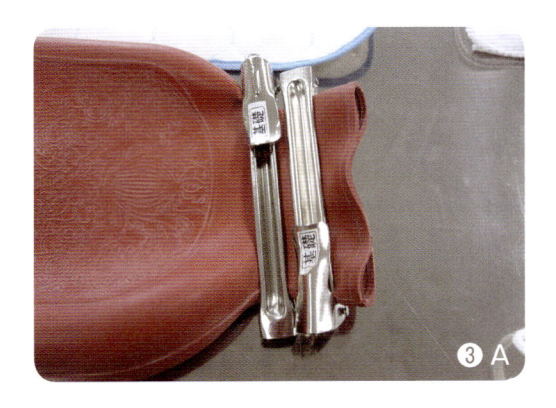

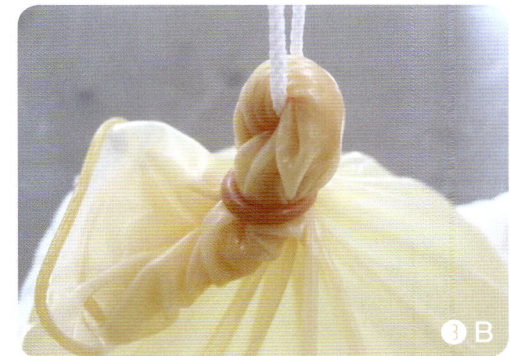

❸A

❸B

実 施

❶氷枕，氷頸，氷嚢に氷を入れる．

氷が大きい場合は水をかけて角を落として身体にあたったときの弊害を最小限にする．
氷と水を入れて撹拌することで，氷の角を落とす方法もある．
氷枕の場合はくるみ大とし，氷頸，氷嚢の場合はできるだけ細かくする．

❷水を入れて，空気を抜く．

氷枕の場合は1/2〜2/3程度，氷頸・氷嚢の場合は1/2程度の水を入れる．
水を入れる目的は，熱伝導をよくするためと，安定性をよくするためであり，空気をしっかり抜くことも必要である．

❸ 表面の水滴を拭き取り，カバーをかける．
　氷枕，氷頸，氷囊の留め金が直接子どもにあたらないようにする．

❹ 子どもと家族に目的と注意点を説明する．
　皮膚への刺激と症状に合わせた実施について説明する．

❺ 子どもに冷罨法をあてる．
　氷枕を使用する場合，枕の下に防水シーツやバスタオルなど敷いて湿らないようにする．また，中央に頭部が乗り，安定していることを確認する．
　氷頸を使用する場合，頸部に重みがかかりすぎて圧迫を起こさないようにする．
　鼠径部にあてる場合は，腹部が冷えないように注意する．

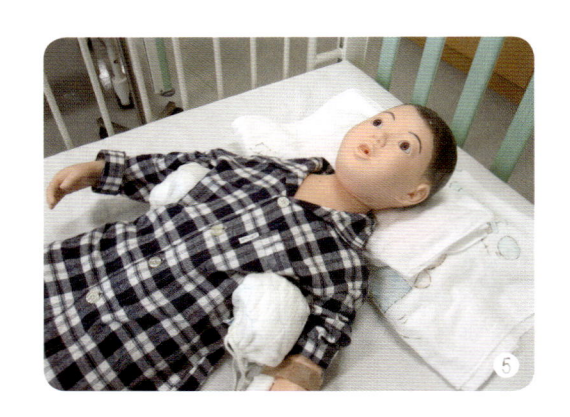

❻ 30分〜1時間ごとに観察を行い，冷罨法の効果を評価する．
　バイタルサイン，皮膚色，悪寒戦慄の有無，知覚，四肢冷感，活気機嫌などを総合的に判断する．
　寝具・寝衣が濡れていないかを観察し，決して冷罨法をあてたままにはしない．

❼ 冷罨法について記録する．

実施後

❶ 使用後は水と氷を捨てて，氷枕，氷頸，氷囊を逆さにつるして陰干しして乾燥させる．

COLUMN

温罨法の効果

　冷罨法はクーリングとして諸外国でも一般的に用いられているが，温罨法は日本独自の看護技術である．人間は四肢が暖かければ安楽な状態となる．とくに冬の季節には，効果的に四肢を温める方法である．

温罨法

電気毛布による全身の温罨法は，罨法の影響を受けやすい子どもには適さないため，下記の方法を用いる．

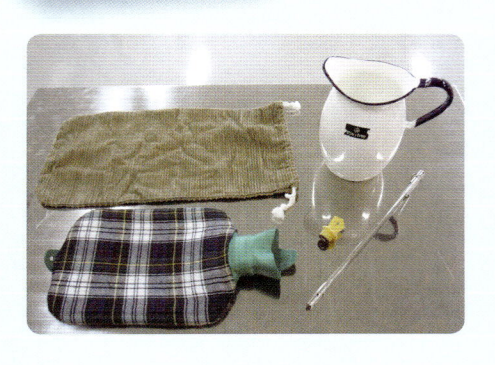

必要物品

- 湯たんぽ
- 湯たんぽ栓
- 温度計
- カバーまたはタオル
- ピッチャー
- 温湯
  湯温と湯量については，表 4-8 を参照

表 4-8 湯たんぽの材質の熱伝導を考慮した湯温と湯量

材　質	湯　温	湯　量
プラスチック製	70～80℃	注ぎ口の口元まで
金属製	80℃程度	注ぎ口の口元まで
ゴム製	55～60℃	容量の2/3程度

具体的な手順

準　備

❶ 子どもの状態把握を行い，温罨法が必要か，どのように行うのが適切かをアセスメントする．
　　バイタルサイン，子どもの活動程度，皮膚色，四肢冷感の有無，悪寒戦慄の有無を観察する．発熱時の悪寒戦慄がある時期に行う．

❷ 子どもと家族に目的と方法について説明する．

❸ 必要物品を準備する．
　　湯たんぽに少量の湯を入れて逆さにし，振って漏れがないかを点検する．

実　施

❶ 温湯をピッチャーに入れて，温度を調節する．

❷ 温湯を湯たんぽに入れて，空気を抜く．
　湯量は湯たんぽの 2/3 程度にする．
　空気が入っていると，安定性と熱伝導が悪いため，口元を上に向けて手で圧迫しながら空気を抜く．

❸ 栓をしっかり閉め，逆さにして漏れがないことを確認する．
　温湯が漏れると熱傷を引き起こすため，念入りに確認する．

❹ 湯たんぽの表面を拭いて，カバーをかける．
　カバーは厚手の布を選択する．

❺ 子どもと家族に目的と注意点を説明する．
　子どもには発達年齢に応じた説明を行う．
　低温熱傷の危険性や注意点を説明する．

❻ 足元から10cm以上離して使用する．
　子どもの行動範囲を把握して，湯たんぽを置く位置を決める．

❼ 30分ごとに観察を行い，温罨法の効果を評価する．
　子どもの体動により湯たんぽの位置が移動するため，直接あたっていないか，離れすぎて効果がなくなっていないかなど確認する．
　熱感が出現したら，不感蒸泄増加による脱水・うつ熱を引き起こしやすいので中止する．

❽ 温罨法について記録する．

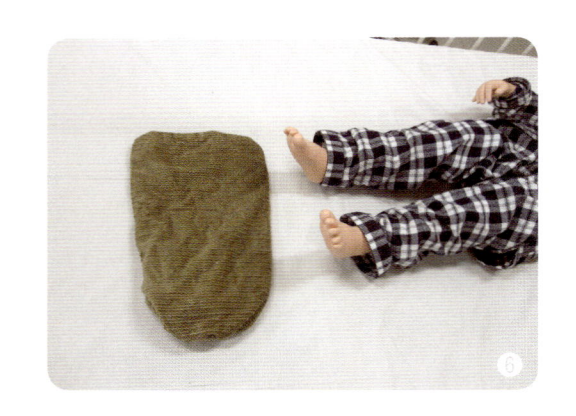

実施後

❶ 使用後は湯たんぽから温湯を捨て，逆さにつるして十分に乾燥させる．

Chapter 4 日常生活援助技術

10 安楽な体位

　早産児や，人工呼吸管理など治療上の目的で鎮静管理が必要な子どもは自分で体位を変えることができない．そのため，介助者や家族がその子どもにとって安楽で治療を妨げない体位を保持する必要がある（ポジショニング）．

　安楽な体位のためのポジショニングには，良肢位の保持，治療効果を高める体位の保持，体圧分散，安静の保持，苦痛の緩和，ストレスの緩和などの目的がある．

良肢位保持のポイント（屈曲正中位優位の姿勢）
- 四肢屈曲，内転保持
- 肩甲骨後退抑制
- 正中位肢位保持
- 頸部過伸展抑制

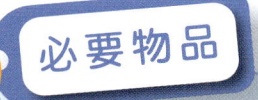

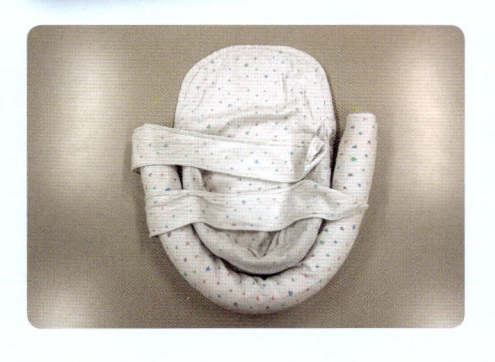

必要物品
- ポジショニングマット
  左の写真を参照
- タオル
- バスタオル
- 砂嚢

具体的な手順

仰臥位

❶ タオルを丸めて肩枕にして気道を確保する.

　頭部が過度に伸展しないように注意する.

❷ 軽度屈曲位になるように，次のことに注意して子どもの周囲を囲い込む.

　肩甲骨が後退し過ぎないこと，股関節の外転を避けること，四肢の屈曲による子どもの動きを妨げないことに注意して良肢位を保持する.

　子どもは体の大きさに対して頭が成人より大きく，仰臥位では後頭部の褥瘡発生リスクが高いため，こまめに除圧をする必要がある.

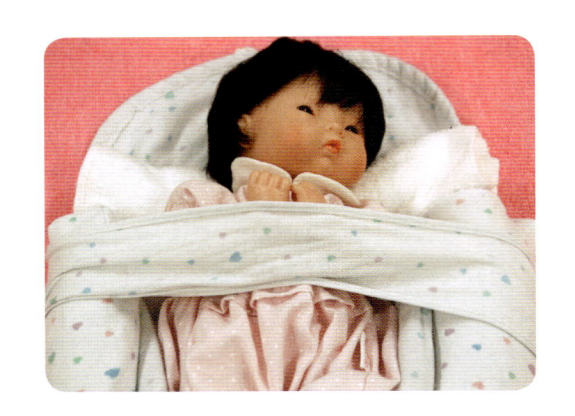

側臥位

❶ タオルを丸めて肩枕にして気道を確保する.

❷ 四肢を屈曲させ，バスタオルなどを抱き抱えさせる.

　バスタオルなどを抱え込むように丸い姿勢にする.

❸ バスタオルがずれないように背部や臀部を砂嚢で固定する.

　頭と臍が水平になるような正中位姿勢が保てるように保持する.

　手が口元に届きやすいため，子どもの自己鎮静に効果的である.

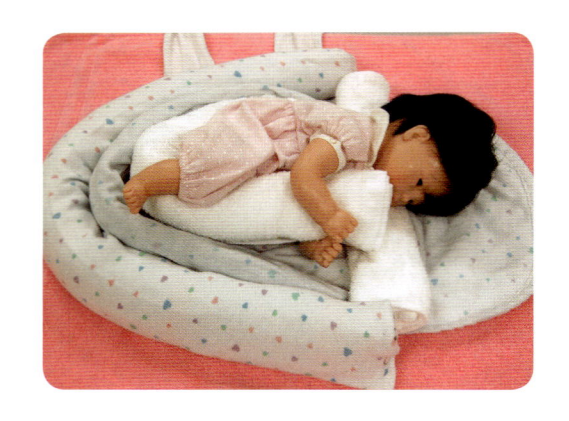

腹臥位

❶ 手が口元に届くようにして，頭部と体幹の下にバスタオルなどを畳んで内側に入れる．

❷ 四肢が屈曲するように体幹の幅に合わせてタオルを畳む．

❸ 呼吸を妨げないような頭部の位置を保持する．

❹ バスタオルなどを包み込むように丸い姿勢にする．

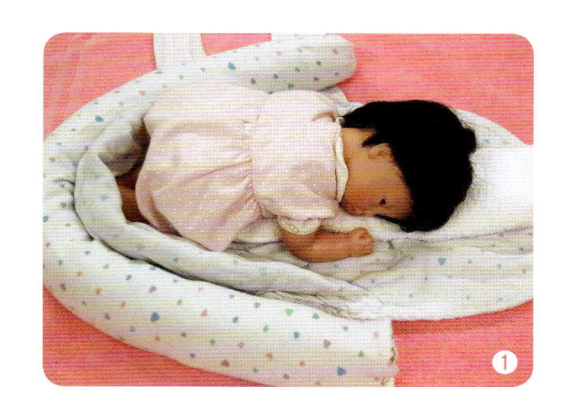

注意事項
- 腹臥位は，動脈血酸素分圧（PaO_2）の上昇，動的肺コンプライアンスの改善，一回換気量の増加など，呼吸管理に有効とされているが，乳幼児突然死症候群（SIDS）のリスクファクターともいわれているため，状態に合わせた体位の選択と十分な観察が必要である．

Chapter 4 日常生活援助技術

11 環境の整備

　入院中の子どもには，安全で快適な療養環境を提供しなければならない．子どもは日々成長発達するため，できなかったことができるようになったり，大人が予測しないような行動をしたりすることがあり，危険にさらされるリスクが高い．子どもの成長発達段階を理解し，生活環境に潜む危険リスクをできるだけ排除して安全を確保すると同時に，ストレスの多い入院生活を少しでも快適に過ごすことができるような工夫が必要である．

病棟内での安全

　病棟内では，子どもから常に目を離さないようにし，離れるときは常に安全を確認してからにする．いつでも観察できるようにカーテンを開けておき，常に目が届いて見渡せる環境をつくるなどの配慮が必要である．病棟内に潜む危険と対応策を表4-9にまとめる．

表4-9　病棟内に潜む危険と対応策

危　険		対応策
転落（ベッドからの転落）		・小児用ベッドの柵は必ず一番上まで上げる． ・ベッドの上を整頓し，寝具やおもちゃに登って柵を越えてしまわないようにする．
転　倒	廊　下	・床が濡れたら確実に拭き取る． ・走ってはいけないことを伝える． ・廊下に器具や物品を置かない．
	ベッド周囲	・輸液ポンプ，モニター類のコードを床に這わせない．
点滴トラブル		・動き回れる配置と輸液ルートの長さを考慮する． ・点滴刺入部の確実な固定をする．
誤嚥・誤飲		・小さなおもちゃ，ふた，ビー玉など口に入るサイズの物品を手の届くところに置かない（32mm以下の物はとくに注意する）※．

※欧米では，3歳未満の最大口径基準を32mmと規定して誤飲防止に役立てている．（参考：子どもの安全ネットワーク・ジャパン）

アメニティ

子どもの恐怖感や不安を軽減できるように，次の点に留意した環境の工夫が必要である．

・臥床している子どもの目線に配慮した天井の飾り付け
・処置室の飾り付け
・カーテンの工夫（子ども向けの模様）
・安全に遊ぶことができるプレイルーム
・入院生活の中で楽しむことができる行事やイベントの開催（ボランティアの協力など）

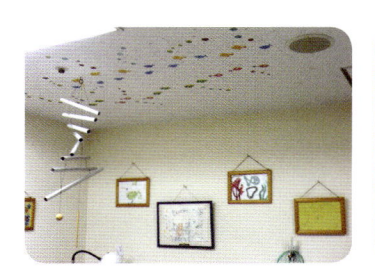

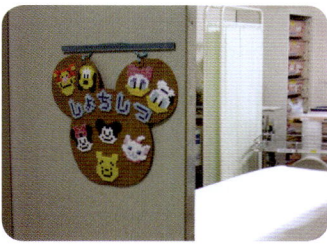

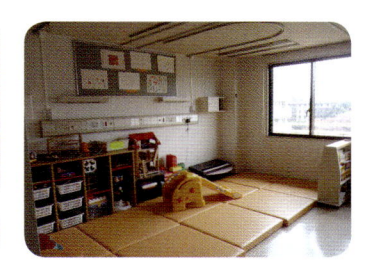

子どもと生活環境

　入院中の療養環境を整えることは，子どもに対する大切な援助である．しかし子どもにとっては，家族と過ごせる自宅や，友達と過ごす学校が一番よい環境であることを忘れてはならない．特に長期の入院および療養を必要とする子どもには，できるかぎり外泊や一時退院の機会を提供して，本来の生活環境で過ごすことができるように調整することも大切な援助の一つである．

Appendix

小児看護における細やかな配慮

　小児看護における最大の目標は，子どもと家族に必要な援助を提供しながら子どもの健やかな成長・発達を促進することです．子ども固有の成長および発達過程と家族の絆を支えていくためには，特段の配慮が必要であり，少しでも一般家庭に近く，子どもや家族にとって快適で，かつ野山のような自然に触れられる環境の提供と医療従事者の心のこもった対応が求められます．病院への入院や通院は，子どもと家族にとって自宅にいるときとは異なる非日常的でストレスの多い出来事であり，そもそも医療は心身への侵襲が伴う嫌な体験です．援助を必要としている子どもや家族が置かれている実情に配慮するためには，家族中心型医療を基本とし，子どもとその家族が過しやすいアメニティと，子どもの興味関心が途絶えずに好奇心を喚起するような遊びや自然の要素を凝らした環境が不可欠です．

◆ 環境への配慮

　療養する病室はもちろん，通院時の外来や検査室，十分な陽光が当たる遊びのスペースと遊具，玩具，パネルシアター，観賞用DVDの放映，アクセスしやすい庭園など，大人とは異なる子どもの視点と目線を重視した環境を整備することが重要です．普段の子どもにとって中心的な活動である遊びの環境においては，大人よりも秀でている知覚能力，直観力を引き出すような教育的な内容が求められるうえ，いつでも対応可能な大人がそばにいるなど，人，物，場の存在への配慮が求められます．

　本来の子どもの活動を考慮すると，伸び伸びと自由に動き回れる空間であること，自ら危険を回避できない子どもに安全が保障された環境を整備することが大前提となります．子ども用の製品や環境の安全性については，調査研究に基づいた提言や基準の設定が活発化し，ようやく社会的に危険を回避すべきという風潮になってきました．日本でも，写真に見られるような子どもと家族の存在に配慮したアメニティが当然のごとく整備されるようになりました．これ

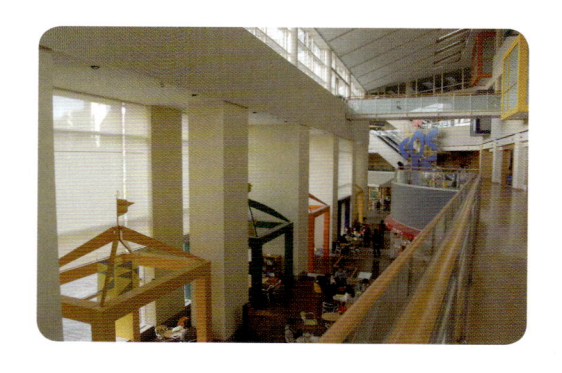

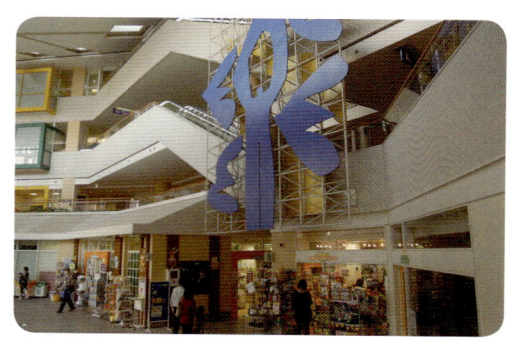

からは，子どもとアメニティに配慮したホスピタリティの高いあたかもホテルのような施設設備にしてくことが望ましいのです．

◆ 遊びへの配慮

子どもにとって，そもそも遊びは生活であり，生きることそのものです．遊びの重要性については，1950年代以降，欧米では活発に議論され，民間の企業団体や関連学会が遊びの保障を強化し，チャイルドライフを支えるサービスがプログラム化され，小児医療においては当然のこととして定着しています[1]．

子どもの遊びについてWinnicottは，遊びという実践，あるいは体験は大きな意味をもつことを論じており，遊ぶということは一つの体験，常に創造的体験なのであり，生きることの基本的形式である時間，空間の連続体における体験であること，そして，子どもを遊べるように調整してやること自体が，直接的・普遍的な応用性をもつ精神療法であることを説明しています．そのためには，遊びの内容よりも遊ぶことが重要であり，自己の体験を消化するために，コミュニケーションをするために，遊びがどのように遊ばれているかが大切であること，遊ぶことは自発的でなければならず，盲従的，追従的であってはならないことを強調しています[2,3]．

一方，Eriksonは，遊びが自我の機能であり，身体的・社会的作用と自己とを同調させようとする努力に他ならないこと，自我の支配を幻想し，同時に空想と実際との間にある中間的現実のなかで，それを実践することが遊びの目的であることを説明しています[4,5]．つまり，病気や障害を抱えている子どもであれば，入院や通院により過重なストレスを抱くうえに心身の制約が伴うことが多いことから，遊ぶという実践，もしくは体験を重視して自発的に遊べる環境を整備して情緒的に安定できるような援助をしていかなければなりません．そして，自発的に遊べる手助けをしつつ，遊びは子どもの情緒を象徴しているため，子ども本人が楽しいと感じながら遊べることが健全な育ちにおいて重要であることを念頭に置く必要があります．

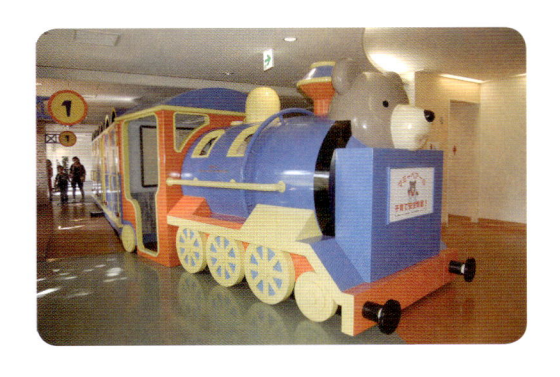

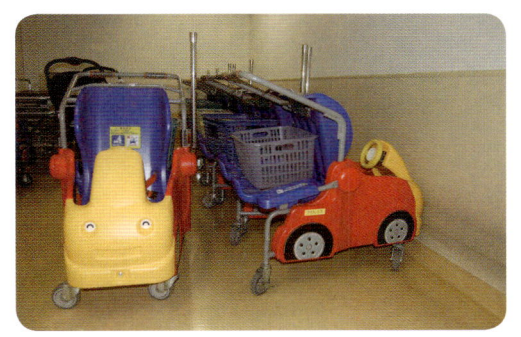

◆ 子どもに対する医療従事者の配慮

子どもは新生児から思春期まで幅広い発達段階があり，それぞれに固有の心理社会的な発達経過があります．それぞれの特性を理解して，言葉，目線，言葉のかけ方や話し方などを選択してかかわらなければなりません．小児医療における医療従事者は，常に子どもと家族に友好

的でやさしく待てる姿勢を心がけ，安心感を与えられる存在となる必要があります．なぜならば，敵であるのか味方であるのかを見極める能力に長けた子どもには，取り繕ってもすぐに見抜かれてしまううえ，万が一敵と思われても味方になろうとする努力が求められます．本書の実施手順にも，子どもと家族に対する配慮が随所に見受けられ，これらの努力が根付いていることがうかがわれます．

　そして，医療従事者としての心構えはもちろんのこと，医療や看護を提供する際にも子どもの興味関心を引くための工夫が不可欠です．身につけるユニフォームも白衣のような無味乾燥としたタイプよりは，明るく，楽しい雰囲気の色や模様遣いが適しており，子どもと家族の生活を考慮すると一律に揃える必要もまったくなく，子どもの年齢に応じて医療従事者個人が自由に選択できる体制が望ましいです．そのユニフォームには，子どもの興味関心をそそるアイテムをポケットに入れておいたり，身につけたり，あるいは聴診に影響のない軽量マスコットを聴診器に付けたり，さまざまな工夫が求められます．そのうえで，これからはホテルマンやホテルウーマンのような心のこもった御もてなしが提供でき，そのための接遇に留まることのない On the Job Training（OJT）を推進していく必要があります．

文　献

1) 佐藤邦枝，伊藤龍子：入院している子どもに対する"遊びとプリパレーション"-イギリスとアメリカにおけるチャイルドライフ・プログラムの実際を通して．小児看護，25（7）：913-920，2002.
2) 牛島定信，北山修編：ウィニコットの遊びとその概念．岩崎学術出版社．1995.
3) Winnicott DW：Playing and Reality. tavistock Publication Ltd, London, 1971.（橋本雅雄訳：遊ぶことと現実．岩崎学術出版社．1979.）
4) Erikson EH：Childhood and Society. W.W.Norton, New York, 1950.（仁科弥生訳：幼児期と社会．みすず書房．1977.）
5) Erikson EH：Toys and Reasons：Stages in the Ritualization in Experience. W.W.Norton, New York, 1977（近藤邦夫訳：玩具と理性-経験の儀式化の諸段階．みすず書房．1981.）

カラー写真で学ぶ　子どもの看護技術		ISBN978-4-263-23570-6

2012年9月1日　第1版第1刷発行
2013年1月10日　第1版第2刷発行

　　　　　　　　編 著　伊　藤　龍　子
　　　　　　　　発行者　大　畑　秀　穂
　　　　　　　　発行所　医歯薬出版株式会社
　　　　　　〒113-8612　東京都文京区本駒込1-7-10
　　　　　　　　TEL.（03）5395-7618（編集）・7616（販売）
　　　　　　　　FAX.（03）5395-7609（編集）・8563（販売）
　　　　　　　　　　　　　　　http://www.ishiyaku.co.jp/
　　　　　　　　　　　郵便振替番号　00190-5-13816

乱丁，落丁の際はお取り替えいたします　　印刷・木元省美堂／製本・愛千製本所
© Ishiyaku Publishers, Inc., 2012. Printed in Japan

本書の複製権・翻訳権・翻案権・上映権・譲渡権・貸与権・公衆送信権（送信可能化権を含む）・口述権は，医歯薬出版㈱が保有します．
本書を無断で複製する行為（コピー，スキャン，デジタルデータ化など）は，「私的使用のための複製」などの著作権法上の限られた例外を除き禁じられています．また私的使用に該当する場合であっても，請負業者等の第三者に依頼し上記の行為を行うことは違法となります．

JCOPY ＜㈳出版者著作権管理機構　委託出版物＞
本書を複写される場合は，そのつど事前に㈳出版者著作権管理機構（電話 03-3513-6969，FAX 03-3513-6979，e-mail：info@jcopy.or.jp）の許諾を得てください．

医歯薬出版の好評看護図書

発達段階を考えたアセスメントにもとづく
小児看護過程

◆茎津智子 編著
◆A4判変　120頁　定価2,310円（本体2,200円 税5%）
ISBN978-4-263-23568-3

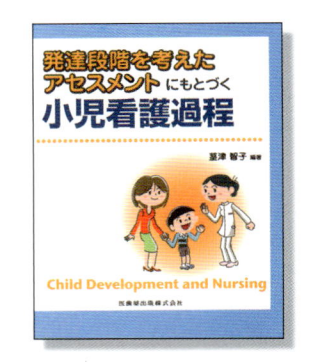

小児看護の対象である子どもとはどのような存在なのか，小児看護過程における特徴は何なのかキーワードをおさえながら解説．また，成長発達に関する概念，子どもの権利と倫理，子どもの痛みの評価について解説．アセスメントついもていねいに解説．

◆本書の主な目次

小児看護における看護過程
＜小児看護の変遷＞　＜小児看護の対象と目標＞　小児看護におけるキーワード　子どもの特徴　小児看護の目標　＜小児看護における看護過程の展開＞　看護過程とは　小児看護の看護過程の特徴　＜小児看護におけるアセスメントプロセス＞　ゴードンの機能的健康パターンを基盤としたアセスメント　小児看護への応用　アセスメントの実際

小児の看護過程展開に必要な知識　＜小児の成長・発達＞　成長・発達の概念と一般的原則　成長・発達に影響を与える要因　小児各期の成長・発達の特徴　＜小児の病気・入院の理解＞　乳児期　幼児期　学童期　思春期　＜子どもの権利と小児看護における倫理＞　小児看護と倫理原則　医療を受ける子どもの権利　＜子どもの痛み＞　子どもの痛みの特徴　子どもの痛みの反応　子どもの痛みの評価　**看護過程の実際—事例展開**　＜事例展開のイントロダクション＞　＜事例展開の実際＞　急性期の症状で入院となった子どもの事例展開　手術を受ける子どもの事例展開　長期療養が必要となる思春期の子どもの事例展開　医療的ケアを必要とする在宅療養の子どもと家族の事例展開　小児がんの発症がわかった学童期の子どもの事例展開

カラー写真で学ぶ　周産期の看護技術　第2版

◆櫛引美代子 著
◆B5判　82頁　定価1,890円（本体1,800円 税5%）　ISBN978-4-263-23503-4

看護技術の実際をリアルにイメージしやすく，学習効果を高められるよう工夫してまとめた．近年の新しい考え方や方法にそって見直し，「沐浴法」「授乳法」「胎盤の検査」「保育器の準備と使用後の消毒法」などを中心に写真の入れ替え，追加収載をした最新版．

カラー写真で学ぶ　妊産褥婦のケア

◆櫛引美代子 著
◆B5判　94頁　定価1,890円（本体1,800円 税5%）　ISBN978-4-263-23270-5

妊産褥婦のケアに必須の看護技術を取り上げ，カラー写真で手順を図示し，ケアの原理や実施の際の留意事項，関連事項のポイントを記した手引き書．クライアントに要求される安全で質の高い看護を実践するための簡明な手引き書としても最適．

カラー写真で学ぶ　新生児の観察と看護技術

櫛引美代子 著
B5判　82頁　定価1,890円（本体1,800円 税5%）　ISBN978-4-263-23485-3

カラー写真で新生児の観察と看護技術をまとめたテキスト．さまざまな検査の準備と介助の手順もリアルで分かりやすいカラー写真を中心に解説し，新生児の多くの表情や身体の状態の観察も紹介．母性看護学実習の参考書に最適．

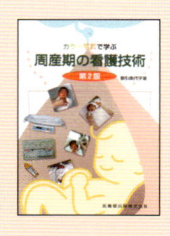

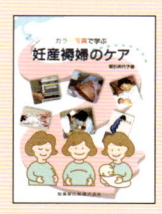

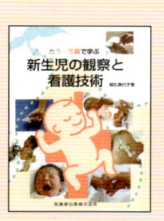

医歯薬出版株式会社　〒113-8612 東京都文京区本駒込1-7-10　TEL03-5395-7610　FAX03-5395-7611　http://www.ishiyaku.co.jp/